Towards Better Health

نحو صحة أفضل

أ.د. زهير أحمد السباعي

Zohair A. Sebai

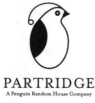

PARTRIDGE
A Penguin Random House Company

To order additional copies of this book, contact
Toll Free 800 101 2657 (Singapore)
Toll Free 1 800 81 7340 (Malaysia)
orders.singapore@partridgepublishing.com

www.partridgepublishing.com/singapore

المحتويات

مقدمة

على مدى ما يقرب من عشر سنوات درجت على نشر عمود أسبوعي قصير في صحيفة المدينة بعنوان (في ركني) استعرض فيه قضايا متفرقة صحية وتعليمية واجتماعية .

لم يكن يدور في ذهني أن أضم هذه المقالات في كتاب ، بيد أن إلحاح بعض الأصدقاء شجعني على تنفيذ الفكرة .

بين يدي القارئ يتناسب مجموعة من المقالات حول الصحة . أجريت فيها بعض التعديلات بما يتناسب مع نشرها في كتاب . وأسأل الله أن يجعل في هذا العمل بعض الفائدة .

المؤلف

عش صحيحاً

أساسيات الصحة

لم تنقطع عبر التاريخ محاولات الإنسان لإطالة شبابه وتجديد حيويته ، وإعادته من مرحلة الشيخوخة إلى عهد الصبا .

في الستينيات من القرن الماضي ، برز اسم "أنَّا أصلان" الطبيبة الرومانية التي أعلنت عن اكتشافها لعقار "هـ 3" وزعمت فيهم زعمت أن جرعات قليلة منه كفيلة بإعادة الحيوية والشباب . ولكن سرعان ما أسدل الستار على القضية وطواها النسيان .

وفي الآونة الأخيرة ، عاد الحديث يدور في الأوساط العلمية عن عقار جديد يزعم فيه مكتشفوه أنه يعيد الحيوية والشباب إلى من بلغوا من العمر أرذله . هذا العقار لا يزال تحت التجربة . وسوف تنبؤنا الأيام إن كان هذا الاكتشاف سوف يكرم أو يهان . ذلك هو هرمون DHEA والذي يظن أنه له علاقة وثيقة بحيوية الخلايا ، تفرزه الغدة الكظرية في الجسم ، ويبدأ إفرازه في سن السابعة ، ويصل إلى أعلى مستوياته في سن الخامسة والعشرين ثم يبدأ في النقصان ، حتى إذا شارف الإنسان السبعين من العمر لم يبق منه إلا النزر اليسير . "ومن نعمره ننكسه في الخلق أفلا يعقلون" .

تقول النظرية إن إعطاء الإنسان جرعات صغيرة من هذا الهرمون ، تغسل شوائب الجسم ، وتعالج تصلب المفاصل وتجاعيد الوجه وضعف الذاكرة ووهن الأعصاب.

لسنا في حاجة إلى انتظار نتائج التجارب على هذا العقار ، فهناك قواعد أساسية في الحياة ، لو عنينا باتباعها فإننا حريون بأن نضيف إلى سنوات عمرنا حياة ، وقد لا نحتاج إلى هذا اللون أو ذاك من ألوان العقاقير .

أولها : طمأنينة النفس . فالحقد والقلق والتوتر عوامل هدامة تقصف العمر وتعجل بالشيخوخة وتؤدي إلى ضعف المناعة ووهن الجسم .

وثانيها : الاعتدال في الأكل . والمثل الذي يقول "كُلْ ما يعجبك والبس ما يعجب الناس" مثل لا يعتد به قاله بعض الأقدمين قبل أن يعرف العلم الحديث أن الأكل "المسبك" الشهي المليء بالدهون والسكريات يكمن فيه الداء الدوي .

وثالثها : ممارسة الرياضة اليومية المعتدلة ومن أفضلها المشي والسباحة .
ورابعها : ترك التدخين وما شابهه من سموم .
وإذا ما خرجت نتائج التجارب على هرمون DHEA إيجاباً أو سلباً ، فسوف أبلغكم بها في حينها إن شاء الله .

معدتك الطريق إلى قلبك

أمامي دراسة جادة أجراها الباحث الدكتور محمد الدغيثر عن ارتفاع نسبة الكلسترول في الدم من وجهة نظر الأطباء . خلص منها إلى أن الغالبية العظمى من الأطباء يرون أن ارتفاع الكلسترول في الدم ينبئ بمشكلة صحية جديرة بالاهتمام ، كما ينصحون بإجراء فحوصات دورية مرة في السنة على الأقل لمن تجاوزا الأربعين من العمر لقياس معدل الكلسترول في الدم ، من أجل الوقاية من أمراض القلب قبل حدوثها .

ما قضية الكلسترول هذه التي ملأت الدنيا وشغلت الناس ؟

هي قضية لم نكن نتحدث عنها أو نعير ها اهتماما إلى ما قبل فترة الطفرة الاقتصادية أي منذ ثلاثة عقود ، قبل الطفرة كان غذاؤنا بسيطا ، وضغوط الحياة محدودة ، وحركتنا أكثر . مع الطفرة تبدلت أحوالنا . اكتظت موائدنا بالطعام الدسم ، وكثرت مشاغلنا وهمومنا ، وتباطأت حركتنا . أصبحنا لا نخطو الخطوة إلا بالسيارة ، ولا نرقى دورا واحدا إلا بالمصعد .

أجسامنا لم يرق لها هذا الحال المائل ، فقد هيأها الله سبحانه وتعالى للحياة البسيطة؛ والأكل المعتدل ، والحركة الدائبة ، والتوازن النفسي . وقررت أجسامنا أن تحتج علينا احتجاجا صارخاً .

قالت بالفم المليان : مقابل التخمة ، والدعة ، والاكتظاظ ، والراحة ، خذوا مني عقابكم مضاعفا .. كلسترول في الدم .. وارتفاع في ضغط الدم الشرياني ، وتقلصات في المعي الغليظ ، والتهاب وحصوات في المرارة , وتقرحات في المعدة ، وإن عدتم عدنا .

والآن ليس لنا خيار . إما أن نمضي في ما نحن فيه من صدام مع الطبيعة ، وممارسات خاطئة . أكل دسم ، وسجائر ، وقلق ، وعدم حركة ، أو أن نعود إلى الممارسات الصحيحة التي هيأتنا لها طبائعنا التي خلقها الله فأحسن خلقها . نأكل كفايتنا (ثلث لطعامك ، وثلث لشرابك ، وثلث لنفسك) . طعامنا بسيط ، غني بالخضروات والفواكه الطازجة والحبوب ، والهواء الذي نستنشقه نظيف غير ملوث بدخان السجائر وأبخرة المصانع والسيارات ، وحركتنا دائبة .

جراح القلب المعروف الدكتور مايكل دبيكي وقد تجاوز الثمانين من العمر يحرص على صعود خمسة أدوار على قدميه معرضاً عن المصعد .

عاداتنا الغذائية في رمضان

في إحدى السنوات في شهر رمضان المبارك فاجأني بعض الأخوان بزيارتي ساعة الإفطار ليروا بأعينهم إذا كنت فعلاً أطبق ما أدعو إليه من الاقتصار على طبق واحد في إفطار رمضان . ومن نافلة القول أن أذكر أنهم فوجئوا بالسفرة الرمضانية المألوفة من المشمر والمحمر وما يتصل بهما من أصناف الحلوى الرمضانية . وألتمس العذر منكم كما التمسته منهم . فالقرارات في بيوتنا لا نتخذها نحن معشر الذكور وإنما هي قرارات زوجاتنا الفضليات ، وهن أحرص ما يكن على تغذية أفراد الأسرة في رمضان ، جاعلات هذا من الأولويات التي لا تقبل النقاش أو التفاهم .

لو استطاع كل منا أن يزيح عن كاهله في شهر رمضان بضع كيلو جرامات لفاز بذلك فوزاً عظيماً . سيجد أن حركته غدت أسهل ، وتنفسه أصبح أفضل ، ودقات قلبه أكثر انتظاماً .

المشكلة تكمن في أن أكثرنا يزداد وزنهم في رمضان وترتفع نسبة السكر في دمهم. ويهل عليهم العيد السعيد فيذهبون في إكمال سعادتهم فيه كل مذهب . يأتي على رأس ذلك التهام أطباق اللحوم والحلوى والشيكولاته ، والمسارعة إلى حضور الحفلات والولائم. ولا ينتهي العيد إلا والشحوم قد تراكمت حول الخصر ، وعلى شغاف القلب ، وسد الكليسترول منافذ الأوردة والشرايين .

إذا كان هناك من نصيحة أسديها للزوجات الفضليات فهي : من كانت منكن لديها مشكلة مع زوجها وتريد أن تثأر منه وترد له الصاع صاعين فعليها بالمائدة الرمضانية تثقلها بما لذ وطاب من ألوان الطعام الدسم ، وتردف ذلك بحلويات العيد وولائمه ، وستصل إلى هدفها بسهولة ويسر .

"المحمَّر والمشمَّر"

توفيت السيدة روز كندي ، والدة الرئيس الأمريكي الأسبق جون كندي عن عمر تجاوز المائة بأربعة أعوام . ويحق لنا أن نتساءل عن السر وراء احتفاظ البعض بصحتهم إلى أرذل العمر ، وتجاوزهم للمألوف من الأعمار . وبدهي أن الأعمار بيد الله ، ولكنه سبحانه وتعالى جعل لكل شيء سبباً .

طول العمر وراءه عوامل وراثية وأخرى بيئية . يأتي في مقدمة العوامل البيئية الغذاء المتوازن ، والرياضة المعتدلة ، وطمأنينة النفس ، وتجنب المكيفات مثل الدخان وغيره .

ولا أراني سآتي بجديد ، عندما أذكر أن أفضل الطعام أبسطه وأخشنه كالفواكه والخضروات والبقول ، وأسوأ أصنافه المحمر والمقمر والمشمر ، والأكل المسبك العامر بالدهون ، والمعجنات من الفطائر والجاتوهات والبسبوسة و أم علي وأفراد عائلتها .

لا تظنني سأطالبك بالامتناع عنها كلية ، بيد أني أذكرك واذكر نفسي بأن هذه المأكولات تبزر الكرش ، وتضيق مجرى الشرايين ، وتجهد القلب ، وتتعب المفاصل، وترسب الشحم في طيات الجسم طبقات فوق طبقات !

وإذا لم يكن في استطاعتنا أن نحتمي منها كلية ، فلا أقل من أن نمسك عنها إلا النزر اليسير ، وإن نباعد بينها ما استطعنا . علنا نصوم يوماً أو يومين في الأسبوع فنتخلص من بعض رواسبها . وعلنا نحرق بعضا منها بالرياضة المنتظمة .

ولنتذكر أن الكسب الحقيقي ليس إضافة سنوات إلى حياتنا فالأعمار بيد الله . ولكن الكسب هو أن نضيف حياة إلى سنوات عمرنا ، حياة مليئة بالطاقة والنشاط والعطاء .

فهل من مدكر ؟!

صحة الأسنان

في قرية ما في دولة نامية ، لاحظ طبيب القرية أن أطفالها يتمتعون بأسنان صحيحة، إلى أن شق طريق مزفت على مشارف القرية .

فاصطخبت حركة الحياة فيها ، وتحولت القرية الهادئة في زمن قصير إلى مدينة صغيرة .

لاحظ الطبيب زيادة تسوس الأسنان لدى أطفال القرية زيادة مطردة . هذه الظاهرة تتفق مع كثير من الدراسات التي تشير إلى زيادة معدل تسوس الأسنان لدى الأطفال في الدول التي مرت بتغيرات اجتماعية واقتصادية سريعة .

ففي قريتنا التي نتحدث عنها ، بعد أن كان النمط السائد هو الغذاء البسيط الذي تكثر فيه الحبوب والألياف ، تحول إلى غذاء ناعم ودسم ، تكثر فيه النشويات والسكريات . ولم يصاحب هذا التحول في الغذاء تحسن في الوعي الصحي ، خاصة فيما يتصل بنظافة الفم بالمسواك أو الفرشاة بعد كل طعام !

لا شك أن إشاعة المعرفة بين الناس وتهيئتهم لاتباع أساليب صحيحة في الغذاء ونظافة الفم والأسنان ، أقل تكلفة على المجتمع وأكثر جدوى على صحة الأفراد .

11

تجنب القلق

جاءتني رسالة من قارئ كريم يشكو فيها من ضغوط نفسية لازمته فترة طويلة من الزمن . ويتساءل عن أسباب الضغوط النفسية التي يراها منتشرة بين العباد . هل هي وراثية أم بيئية . أم تراها الحياة المادية التي أصبحنا نحياها ، أم هي تراكمات الطفرة الاقتصادية .. أما ماذا ؟

عزيزي .. لا شك أن التوتر الناتج عن التكاثر ، والتزايد ، والتسابق ، والتنافس ، سمة من سمات الحياة منذ أن وجدت ووجد الإنسان على ظهر البسيطة . وعلى فترات من الزمن تزداد حدة التوتر أو تنقص .. وفي أماكن كالمدينة الصاخبة تعلو موجته ، وفي القرية الهادئة والريف الحالم تهبط إلى القرار .

قبل 50 سنة كنا نعيش حياة أبسط مما نعيش اليوم . أذكر أن والدي رحمه الله كان مع مجموعة من الأصدقاء والخلان ، لا يكاد يمضي أسبوعان أو ثلاثة إلا وشدوا الرحال إلى ضاحية من ضواحي مكة يمضون يومهم وليلتهم . ونحن الأطفال في ركابهم نصطخب ونتجارى . كانت لديهم أعمالهم وتجارتهم ووظائفهم ، ومع هذا ففي أوقاتهم متسع للخروج من رتابة الحياة .

اليوم نجدنا أكثر من أي وقت مضى ننحو إلى الأسرع ، والأكبر ، والأطول ، والأعرض ، والأكثر اتساعاً . في البيت والسيارة والمكتب وحساب البنك .

وفي مقابل ذلك ندفع ضريبة مرتفعة من التوتر ، والقلق ، والضغط النفسي . ولكل شيء ثمنه .

اختتم باقتراح إلى القارئ الكريم بأن يعالج بعض همومه بالخروج من دائرة ذاته ورغباته ومتطلباته ، إلى العالم الخارجي . وأنصح في هذا الصدد بقراءة كتاب جيد للفيلسوف برتراند راسل اسمه (انتصار السعادة) ومترجم إلى العربية ، يحكي فيه طرفاً من سيرته الذاتية . كان وهو في مقتبل العمر على وشك الانتحار إذ كان تركيزه على ذاته ، ثم أصبحت حياته أكثر إشراقاً وأرحب مدى بعد أن وطن نفسه على الاهتمام بالعالم الخارجي والآخرين .

دعونا نلقي نظرة تأمل في كتاب الله الكريم الذي لا يأتيه الباطل من بين يديه ولا من خلفه . يقول الشيخ محمد متولي الشعراوي – رحمه الله – في تفسيره للآية الكريمة (فمن تبع هداي فلا خوف عليهم ولا هم يحزنون) .

"ما الخوف ؟ وما الحزن ؟ الخوف أن نتوقع شراً مقبلاً لا قدرة لك على دفعه فتخاف منه والحزن أن يفوتك شيء تحبه وتتمناه .

الإنسان المستقيم لا يعيش الخوف ، لأن الخوف يكون لأمرين ، إما خوف أنا سبب فيه ، وإما لأمر لا دخل لي فيه يجريه علي خالقي ، وهذا لابد أن يكون لحكمة ، قد أدركها أو لا أدركها .

الذي يتبع هدى الله لا يخاف ولا يحزن لأنه لم يذنب ولم يخرق قانوناً ، ولم يغش بشراً ، أو يخفي جريمة ، ومن ثم فلا يخاف شيئاً ، وإذا ما أصابه حدث مفاجئ فقلبه مطمئن .

الذين يتقون الله لا يخافون ولا يخاف عليهم ، وقوله تعالى (ولا هم يحزنون) لأن الذي يعيش خالصاً لمنهج الله ليس هناك شيء يحزنه لأن إرادته في هذه الحالة تخضع لإرادة خالقه" .

استكمالاً لردي على رسالة القارئ الكريم أقول : إن في تقوى الله ، واللجوء إليه ، وقاية من الاضطرابات النفسية وعلاج لها في الوقت نفسه .

وإذا أخذنا القلق على سبيل المثال ، وهو من أكثر الاضطرابات النفسية شيوعاً ، نجده إما قلق عارض ، ذلك هو القلق الصحي الذي يساعد على استمرار الحياة وتوقي الخطر ، وإما قلق مزمن يحد من قدرة الإنسان على العمل المنتج ، وإذا ما استفحل قد يؤدي إلى أمراض جسدية .

في كتابي عن "القلق وكيف تتخلص منه" ذكرت أن من أكثر أسباب القلق شيوعاً الأخطاء التي يرتكبها الإنسان ، واقترحت أن يمسك أحدنا بقلم وورقة ويسجل فترات القلق التي أصابته في سنته الأخيرة . سيجد أن نسبة عالية منها السبب فيها أخطاء ارتكبها .

أعود فأؤكد لقارئي الكريم أن السبب الرئيسي وراء الاضطرابات النفسية هي نحن. فسلوكنا وتوجهاتنا ، ومدى تأثرنا بالعوامل

الخارجية واستجابتنا لها . تحدد مدى الطمأنينة أو القلق الذي يصيبنا أكثر مما تحدده ظروف البيئة التي تحيط بنا (وفي أنفسكم أفلا تبصرون) .

الهم .. والاهتمام

الأستاذ الدكتور ياسين عبد الغفار – يرحمه الله – أستاذ أمراض الكبد والجهاز الهضمي في كلية الطب بجامعة عين شمس بمصر ، ورئيس جمعية أصدقاء الكبد في العالم العربي ، وعضو في العديد من الجمعيات العلمية . تتلمذ عليه مئات الأطباء في العالم العربي ، وأنا واحد منهم .

عملت معه طبيباً تحت التمرين بعد تخرجي في كلية الطب ، واتيح لي فيما تلا من سنين أن أقدم أستاذي الدكتور ياسين عبد الغفار في محفل علمي بمدينة الرياض . قلت فيما قلت أني تعلمت من أستاذي الفرق بين الهم والاهتمام . الهم هو أن تُشغل بنفسك عن الحياة ، بينما الاهتمام هو أن تُشغل بالحياة عن نفسك .

عاش الدكتور ياسين عبد الغفار حتى شارف الثمانين من عمره ، تراه فتحسبه فتى بمقاييس صحوة الذهن , وحدة الذاكرة ، ورشاقة الجسم ، والقدرة المتواصلة على العطاء . مثالاً يحتذى للإنسان الذي تمتلئ حياته بالاهتمامات . فهو في تدريسه ، وكتاباته ، وأبحاثه وعياداته ، ومستشفاه . في حركة دائبة ونشاط مستمر ، وانشغال بالحياة والناس .

هو وأمثاله يذكروننا دائماً بأن الاهتمام بالحياة والناس مصدر ثراء للنفس والعقل . ويحضرني بمناسبة الحديث عن أستاذي ياسين عبد الغفار أمثلة لأناس اتسعت حياتهم وامتدت طولاً وعرضاً . لأنهم ملؤوها بالعمل الجاد المثمر .

يروي الأستاذ محمد حسنين هيكل انه رغب في تحديد موعد مع أنشتين ، فحدد له موعداً معه أثناء رياضته الصباحية . فبقية ساعات يومه مزدحمة بالعمل على مدى أسابيع مقبلة . وأنشتين هو الذي قال إن العبقرية 90% منها جهد .

ويروي لنا المفكر الكبير الأستاذ عباس محمود العقاد تجربته في أحد مواسم الشتاء التي قضاها في أسوان ، وهو في الثلاثينيات من العمر ، فيقول :

"منيت نفسي موسماً كاملاً من المواسم الجميلة في مدينة الشتاء ، ورسمت برنامجي لذلك الموسم الموعود بين المطالعة ، والتأليف ،

والرياضة ، والبحث عن التاريخ الطبيعي ومضامين الآثار في أسوان . وكان الموسم خصباً حقاً بثمرات التأليف ، لأنني انتهيت من كتاب (ساعات بين الكتب) في نحو خمسمائة صفحة ، أودعته ثمرة الاطلاع والتأمل في أهم مذاهب الفكر الحديث ، وفرغت من كتاب عن المرأة، سميته (الإنسان الثاني) ، وأتممت رسالتي (مجمع الأحباء) ، ونظمت في هذا الموسم الأسواني أكثر من نصف قصائد الجزء الأول من الديوان" .

وفي زيارة لي لمدينة هيوستن في أمريكا ، حُدد لي موعد مع الأستاذ الدكتور (دبيكي) جراح القلب المعروف ، وعميد كلية الطب بجامعة (بيلر) لمناقشته في مشروع إنشاء كلية الطب بأبها . حُدد لي الموعد في مستشفاه في الساعة السابعة والنصف صباحاً . وذهبت إلى موعدي لأجده في انتظاري على الإفطار وقد فرغ لتوه من إجراء عملية جراحية..!

مرة أخرى .. الهم هو أن تُشغل بنفسك ، والاهتمام هو أن تُشغل بالحياة والآخرين !

مارس الاسترخاء

ممارسة الاسترخاء العضلي من أهم الوسائل لتخفيف التوتر الجسدي والنفسي . درست هذه النظرية فيما درست في كتب الطب ولم أعرها التفاتاً يذكر ، حتى تسنى لي أن أحصل على تدريب خاص في الاسترخاء فأصبحت من المبشرين به . والتدريب لا يستغرق أكثر من سويعات .

يعتمد الاسترخاء العضلي على التركيز الذهني . إذ يقوم الإنسان بالتركيز على مجموعة من عضلات جسمه والإيحاء لها بالاسترخاء . يبدأ بعضلات الوجه ثم الذراعين ثم الفخذين وهكذا حتى يصل جسمه كله إلى حالة الاسترخاء .

يستطيع الإنسان أن يصل إلى مرحلة الاسترخاء لكل جسده أو بعضه في خلال دقائق . وتستمر عملية الاسترخاء 15 دقيقة أو نحوها وقد تتبعها اغفاءة . ومما يساعد على الاسترخاء أن يستلقي المرء على أريكة في مكان هادئ خافت الضوء . وبالتدريب يستطيع الإنسان أن يسترخي في أي وقت وأي مكان .

الفائدة من الاسترخاء الجسدي ، تأتي من أن أكثرنا يتوتر عضلياً بدون داع . هذا التوتر العضلي كثيراً ما يؤدي إلى التوتر النفسي ، ومن ثم فالاسترخاء العضلي يساعد على الاسترخاء الذهني والنفسي . هناك كتب عديدة تتحدث عن الاسترخاء . والممارسة ليست صعبة ولكنها تحتاج إلى أن يخصص لها الإنسان بضع دقائق كل يوم . وإذا ما أضيف إلى ممارسة الاسترخاء ممارسة الرياضة المعتدلة يومياً ، فإن حياة الإنسان تصبح أكثر ثراء .

ساعد طفلك على النمو

اختلف الأطباء ، واختلف باختلافهم الساسة والمخططون ، حول الأهمية النسبية للدواء والغذاء وظروف البيئة في تحديد مستوى النمو الجسدي والعقلي للطفل .

وجاءت دراسة ميدانية أجريت في بعض دول أمريكا اللاتينية لتلقي بعض الضوء على المشكلة .

قام الباحثون بدراسة استمرت شهوراً طويلة ، أتوا فيها بمجموعة من الأطفال من الأسر الفقيرة متخلفين في نموهم الجسدي والعقلي نتيجة حرمانهم من الغذاء الجيد والخدمات الصحية والبيئة الصالحة وقسموهم إلى ثلاث فئات :

الفئة الأولى ، أعطيت رعاية صحية ولا شيء غير ذلك .

والفئة الثانية ، أعطيت إلى جانب الرعاية الصحية غذاءً جيداً .

والفئة الثالثة ، وفر لها إلى جانب الرعاية الصحية والغذاء الجيد بيئة مشجعة تزخر بالألعاب والكتب وأدوات الرسم والموسيقى والمناقشات الذكية .

وكانت النتائج كالتالي :

الفئة الأولى التي منحت الرعاية الصحية وحدها فقط ، انخفضت لديها معدلات الأمراض ، ولكن لم يتحسن نموها الجسدي والعقلي .

والفئة الثانية التي توفرت لها الرعاية الصحية والغذاء الجيد ، انخفضت لديها معدلات الأمراض ونمت جسدياً فقط ، وظل مستواها العقلي متخلفاً .

أما الفئة الثالثة التي توفرت لها الرعاية الصحية والغذاء الجيد والبيئة المشجعة فقد انخفضت لديها معدلات الأمراض ونمت جسدياً وعقلياً .

العبرة هنا أن الطفل لكي ينمو جسدياً وعقلياً يحتاج إلى أن يحاط بالبيئة المشجعة والمثيرة في البيت والمدرسة . وأي جهد ومال يبذل في هذا السبيل هو استثمار للمستقبل .

هل لك في سيجارة ؟ لا شكراً !

وصلني من المكتب التنفيذي لمجلس وزراء الصحة لدول مجلس التعاون لدول الخليج كتيب صغير يتحدث عن مشكلة التبغ في دول الخليج العربية من إعداد الصديق الدكتور/ عبد الله البداح . أستعرض مقتطفات من الكتيب ، والأرقام تتحدث عن نفسها .

- مشكلة التدخين مشكلة تؤرق العالم كله فهي وباء من صنع الإنسان نفسه .
- التدخين يؤدي إلى مشاكل صحية منها إلتهاب الشعب الهوائية المزمن ، وأمراض القلب والأوعية الدموية ، وسرطان الرئة .
- تبعاً لتقديرات منظمة الصحة العالمية : يقتل التبغ باستخداماته المختلفة في العالم 11 ألف نسمة يومياً أي 4 ملايين إنسان سنوياً .
- في دارسة أجريت مؤخراً وجد أن نسبة انتشار التدخين في دول مجلس التعاون تتروا ح بين 30 – 50 % ، وهي أعلى من النسبة الموجودة في أوروبا وأمريكا .
- يتوقع مع استمرار التزايد في معدل التدخين في منطقة الخليج العربي أن سرطان الرئة سيكون في المرتبة الأولى بين أنواع السرطانات الأخرى في المنطقة .
- في خلال 38 عاماً (1961-1999م) زاد استيراد التبغ في المملكة العربية السعودية من 1000 طن قيمتها 8 ملايين ريال سنوياً إلى 20 ألف طن قيمتها 636 مليون ريال سنوياً .
- سعر العلبة التي تحتوي 20 سيجارة في المملكة العربية السعودية 1.11 دولار أمريكي ، وفي الولايات المتحدة الأمريكية 3.4 دولار ، وفي بريطانيا 6.3 دولار.
- قامت دول المجلس في عام 1998م باستيراد ما مجموعة 65 مليار سيجارة بلغت تكلفتها 1300 مليون دولار ، وتقدر الخسائر الناتجة عن علاج الأمراض الناتجة عن التدخين بحوالي 800 مليون دولار .

يخلص التقرير إلى أن أفضل وسيلة لمكافحة التدخين هي زيادة أسعار بيع التبغ ، ذلك بأن توضع عليها رسوم وضرائب . واستناداً إلى تقدير البنك الدولي فإن رفع ثمن علبة السجائر 10% سوف يقلل من الإستهلاك بنحو 8% .

أذكر أني شاركت في ندوة لمكافحة التدخين قبل أكثر من 10 سنوات ، وكأننا نكرر اليوم ما قلناه بالأمس . الدعوة التي رفعنا رايتها يومذاك ونكررها اليوم هي العمل على رفع ثمن السجائر والاستفادة من المبالغ المحصلة من هذه الزيادة في تكثيف التوعية بين الجمهور بأضرار التدخين بأنواعه المختلفة من سجائر وشيشة وأرجيلة وغليون وما لف لفها من أخواتها وبنات عمومتها .

حدثني مدير الصحة المدرسية في دولة الإمارات العربية المتحدة عن تجربة قاموا بها للحد من مشكلة التدخين بين تلامذة المرحلة الإعدادية في المدارس . أهدي هذه التجربة للمسئولين في الصحة المدرسية .

جمعوا التلامذة في فصل دراسي مع بعض الأساتذة . وطرحوا سؤالاً على التلاميذ، من منكم يدخن ؟

كانت نتيجة الطرح المباشر للسؤال استجابة مباشرة . رفع خمسة من التلاميذ أيديهم ، واختار القائمون على البرنامج خمسة تلاميذ من غير المدخنين يماثلونهم في العمر ، ووزع على العشرة بالونات ، وطلب من كل منهم أن ينفخ بالونته . التلاميذ غير المدخنين نجحوا في نفخ بالوناتهم أسرع من التلاميذ المدخنين . كان درساً عملياً أثبت المشرف الصحي من خلاله أن غازات السجائر وعلى رأسها ثاني أكسيد الكربون تحل محل الأوكسجين في الحويصلات الهوائية في الرئتين مما يحول دون استفادة الجسم من الأوكسجين . وبالتالي إلى حرمان التلميذ من أخذ نصيبه كاملاً من الهواء وما يترتب على ذلك من نقص في الطاقة والنمو ، الأمر الذي قد يؤدي مستقبلاً إلى أمراض مزمنة تصيب القلب والرئتين والشرايين .

نحن في حاجة إلى مثل هذه الدروس العملية في القضايا الصحية والتي تتفوق في نتائجها على الدروس النظرية والنصائح والتوجيهات ، كما نحتاج إلى المصارحة والمكاشفة التي تكون في حدود الأدب ولا تتنافى مع الذوق . ولنا في القرآن الكريم والأحاديث النبوية عظة وعبرة .

ويجب أن لا ننسى الدور الذي يمكن أن يقوم به التلاميذ أنفسهم – بشيء من الرعاية والتوجيه – في التخطيط والتنفيذ لكثير من البرامج الصحية والاجتماعية والثقافية في المدرسة . مما يكسبهم الدربة على العمل الجماعي ، والاعتماد على النفس ، والقدرة على اتخاذ القرار .

هل آن للشيخوخة أن تتأخر ؟

الإجابة كما تشير النظريات الحديثة بأي نعم !

آخر التجارب أجراها فريق من العلماء في جامعة ويسكنسن بأمريكا ووجدوا من خلالها أن الفئران التي تعطى غذاء أقل تعيش حياة أطول . واستنتجوا من ذلك أن كثرة السعرات الحرارية تؤدي إلى تسارع عوامل الشيخوخة داخل الخلايا . وخلص العلماء إلى أن ما يحدث في عالم الفئران قد ينطبق على البشر .. وما زالت البحوث قائمة . وعلى ضوء ما نعرفه اليوم ينصح الذين يعانون من زيادة في الوزن أن يقللوا من السعرات الحرارية في غذائهم حتى يصل وزنهم إلى المعدل الطبيعي ، وبذلك يتفادون كثيراً من المشاكل الصحية المرتبطة بزيادة الوزن بما في ذلك الشيخوخة المبكرة .

تبدأ عوامل الشيخوخة منذ ساعة الولادة . ففي كل دقيقة تمر من حياة الإنسان تولد في جسمه مئات الألوف من الخلايا وتموت مئات الألوف منها . وكل نسيج أو عضو في الجسم البشري تبدأ فيه عمليات الهرم والشيخوخة منذ الساعات الأولى من الحياة ، وتسير بشكل مطرد إلى أن يلقى الإنسان وجه الله .

هناك عاملان أساسيان يتحكمان في معدل سرعة الشيخوخة . أولهما لا نملك حياله شيئاً .. ألا وهو عامل الوراثة . أما العامل الثاني ففي وسعنا التحكم فيه .. ذلك هو أسلوب الحياة . فالذين يسرفون على أنفسهم في الغذاء ، ويستهلكون طاقاتهم في القلق والتوتر ، يسهمون في تسارع الشيخوخة في أجسامهم . وفي مقابل ذلك نجد أن الذين يمارسون حياة معتدلة ، ويتلاءمون مع ما يمر في حياتهم من أحداث ، ويمارسون الرياضة المنتظمة ، ويمتنعون عن المنشطات والمهدئات والمسكنات ، يسهمون في تبطئة عوامل الشيخوخة في أجسامهم .

مرة أخرى .. أسلوبنا في الحياة ... طريقنا إلى الصحة .

دعونا نمش

كتاب الوالد أحمد السباعي "دعونا نمش" يدعو إلى إعادة النظر في كثير من القيم والعادات والتقاليد من أجل أن ننمو ونتطور . استعير منه العنوان لأدعو إلى تغيير عادة القعود والكسل إلى ممارسة المشي .

لقد أثبتت الدراسات أن المشي من أفضل الرياضات للحفاظ على الصحة الجسدية والنفسية ، ولإضفاء مزيد من المناعة ضد الأمراض ، وللوقاية من كثير من المشاكل الصحية . رياضة المشي تسهم في الوقاية من ارتفاع ضغط الدم ، وأمراض القلب والشرايين ، والسكر ، وهشاشة العظام ، وبعض أنواع السرطانات. وفي دراسة أجريت في أمريكا على عينة من 70 ألف شخص واستغرقت 15 سنة وجد أن المشائين والمشاءات تقل نسبة حدوث السكتة الدماغية بينهم . وفي دراسة أجراها المعهد القومي لأمراض السكر في أمريكا وجد أن تأثير المشي السريع على بعض أنواع السكر في الدم يفوق تأثير الدواء .

المطلوب من الإنسان أن يمارس نوعاً من أنواع الرياضة المعتدلة بشكل منتظم لمدة نصف ساعة إلى ساعة يومياً . ولتكن هذه الرياضة السباحة ، أو كرة المضرب ، أو الألعاب السويدية . ويظل المشي من أفضل هذه الرياضات البدنية .

قد يتساءل أحدنا أين ومتى أمارس رياضة المشي . والإجابة متروكة للإنسان وظروفه . أما النصيحة التي تعطى فهي : أمش في مكان هادئ بعيداً عن الصخب وفي منأى عن السيارات . قد يكون ذلك في الصباح الباكر أو في المساء . احرص على اختيار الحذاء المناسب . المشي السريع مفيد لك ولأفراد أسرتك كباراً وصغاراً ذكوراً وإناثاً . إذا لم تكن بدأت بعد في ممارسة رياضة المشي بانتظام فابدأ اليوم . لا ترجئ الأمر إلى الغد . ابدأ بنصف ساعة يومياً وتدرج في الزيادة حسب طاقتك . إذا كنت تشكو من مرض ما استشر طبيبك قبل البدء . المهم أن تجعل المشي أو أي رياضة أخرى تختارها جزء من برنامجك اليومي . واحرص كل الحرص على أن يغدو هذا البرنامج

هواية تتطلع إلى ممارستها بشغف وليس واجباً مفروضاً تؤديه . وتأكد أن الساعة التي تقضيها في المشي ستضفي على حياتك متعة وصحة .

خدعوك فقالوا

أستاذي .. محمد سعيد عبده

"خدعوك فقالوا" عنوان مقالات كان يكتبها أستاذنا المرحوم الدكتور محمد سعيد عبده في الصحف المصرية قبل نصف قرن ، يتناول فيها المفاهيم الطبية الخاطئة لدى الجمهور ، ويتصدى لها بالتحليل والتصحيح .

الدكتور محمد سعيد عبده أحد الركائز في التاريخ الحديث للصحة العامة . كان أستاذاً في كلية الطب وأديباً وشاعراً وزجّالاً ، ومن حواريي الشاعر الكبير أحمد شوقي . يجمع القصاصات التي يسجل فيها شوقي أبياته الشعرية ، فيرتبها وينسقها بإشراف شوقي وتوجيهه .

قرأت له على مدى سنوات قبل أن ألتقي به في السبعينيات من القرن الماضي في كلية الطب بالبصرة . جمعتنا زيارة قصيرة للكلية ، فوجدته بالرغم من تقدم سنه شائق الحديث، حاد الذهن ، لا ينتهي ما في جعبته من حكايات .

أجيز لنفسي أن أستعير بين حين وآخر عنوان مقالات أستاذي الدكتور محمد سعيد عبده، لأناقش بعض المعتقدات الصحية الخاطئة ، إذ أن كثيراً منها ، إذ لم يُصحح ، قد ينعكس سلباً على صحة الأفراد والجماعات .

وأريد أن أؤكد – بادئ ذي بدء – أننا معشر الأطباء ، زلنا نجهل من خبايا جسم الإنسان أكثر مما نعرف . وإذا كنا نعرف بعض الشيء عن تشريح جسم الإنسان وفسيولوجيته والأمراض التي تعتوره ، فإن ما يدور في نفسه وعقله لا نكاد نعرف عنهما إلا أقل القليل !!

مازالت هناك أسئلة حائرة كثيرة لا نعرف إجابتها . وفي نفس الوقت هناك أشياء لا يتمارى فيها اثنان . منها أن الإنسان طبيب نفسه ، مسؤول عن صحته وعن صحة البيئة التي تحيط به ، عليه أن يستثمر من صحته لمرضه ، ومن شبابه لشيخوخته ، وأن يأكل أقل مما يشتهي ، وأن يعمل طاقته ، وأن يوازن بين عمله ورياضته واسترخائه ، وأن يمارس التفكير الإيجابي . وأن يعرف عن يقين أن الوقاية تأتي قبل حبة الدواء أو مشرط الجراح .

البرمجة اللغوية العصبية

س : مـا هـي البرمجـة اللغويـة العصبية ؟ هل هـي فرع من فروع الطب ، وهـل صـحيح أن فيهـا العـلاج الشـافي للأمـراض النفسيـة والعصبية ؟

ج : خـدعـوك فقـالـوا أن البرمجـة اللغويـة العصبيـة شفاء لجميـع الأمراض النفسية والعصبية . إن هي إلا وسيلة تساعد من يتقنها على التفكير الإيجـابي . وقبـل أن أحدثـك عن البرمجـة اللغويـة العصبية (NLP) دعني أمهد لحديثي بتعريف منظمة الصحة العالمية لمفهوم الصحة : (الصحة ليست مجرد الخلو من المرض ، وإنما هي التكامل الجسدي والعقلي والنفسي) .

يقول علمـاء النـفس إن الإنسان يتداخل فيه عقلان ، العقل الباطن "اللاشعور" الذي تختزن فيه تجاربه عبر السنوات ، والعقل الواعي "الشعور" الذي يوجه سلوكه . العقل الباطن يتحكم في العقل الظاهر . بمعنى أن الإنسان عندما يتصدى لموقف مـا يتصدى لـه بناءً على مـا اختزنه عقله الباطن من تجارب .

برزت مؤخراً نظرية تقول إن العقل الظاهر بقدر مـا يتأثر بالعقل الباطن فهو أيضاً يؤثر فيه ويعيد برمجة ما اختزنه من تجارب ، وهذا مـا نعنيه بالبرمجة اللغوية العصبية في أبسط صـورها . وقبـل أن استطرد دعني أقص عليك قصـة أحد أوائل من أسهموا في وضع نظرية البرمجة اللغوية العصبية .

الـدكتور ماكسويل جـراح تجميل ، لاحـظ أن بعض مرضاه الـذين أجرى عليهم عملية تجميل بسيطة مثل تقويم أنف معوج أو إزالة ندبة في الوجه تغيرت شخصياتهم وتبدلت تصرفاتهم بعد إجراء العملية ، فأصبحوا أكثر انفتاحاً وإقبالاً على الحياة . درس الطبيب هذه الظاهرة وانتهى إلى أن السبب في التغيير هو أن نظرة أحدهم لنفسه تحولت من السلبية إلى الإيجابية ، ومن ثم أصبح أكثر إيجابية في تعامله مع الناس والحياة . ترك د. ماكسويل تخصصه في جراحة التجميل واتجه إلى الطب النفسي ، وخرج بنظريته التي تقول إن الذي يسير حياتنا وينظمهـا ويحدد تصرفاتنا هو الصورة التي نرسمها لأنفسنا . وإن

27

الصورة السلبية يمكن أن تتحول إلى صورة إيجابية بالهمس الداخلي ، ووضع لذلك برنامجاً عملياً فمثلاً إذا ما شعر إنسان ما بأنه ليس محبوباً من الآخرين ، عليه أن يدرك أنه مجرد شعور لا يعتمد بالضرورة على أساس ، وإنما تكون في اللاوعي نتيجة أحداثٍ مر بها الإنسان .

يقول "ماكسويل" على المرء في هذه الحالة أن يهمس لنفسه لمدة عشر دقائق يومياً وعلى مدى ثلاثة أسابيع بأنه محبوب ، ولسوف يتقبل العقل الباطن هذا الهمس على أنه حقيقة واقعة ، وبذلك تتحول النظرة السلبية إلى نظرة إيجابية .

هذه صورة مبسطة لفكرة "البرمجة اللغوية العصبية" .

أما المجالات التي يمكن الإستفادة فيها من البرمجة اللغوية العصبية فعديدة ، يأتي على رأسها تطوير الإنسان لقدراته ، وزيادة إنتاجه في العمل ، وحل كثير من المشاكل الأسرية .

اختتم بقولي إن البرمجة اللغوية العصبية علم لم تستكمل جوانبه بعد . ومع هذا فالذين جربوها وجدوا فيها شيئاً من الفائدة.

هشاشة العظام

س : أنا سيدة في الخمسين من العمر أصبت بمرض هشاشة العظام . وقد عانيت منه الكثير حيث أصبت بأكثر من كسر في يدي وساقي . كما أعاني أحيانا من آلام في عظامي . وقد نصحت بأن أكثر من أكل السبانخ وأيضا باستعمال الهرمونات . أرجو أن تفيدني كيف أتخلص من هذا المرض النادر .

ج : سيدتي .. خدعوك فقالوا إن علاجك في أكل السبانخ . أما حكاية العلاج بالهرمونات فهو أمر وارد شريطة أن يصفها لك طبيبك , وان يعالجك بها بحذر . فالعلاج بالهرمونات كاللعب بالنار أمر فيه من الخطورة ما فيه إلا أن يكون تحت إشراف طبي دقيق . ودعيني أعزيك بعض الشيء . ما تشكين منه ليس مرضا نادرا وإنما هو منتشر . فقد قدروا في أمريكا أن اكثر من 80 مليون إنسان يعانون من هشاشة العظام 80 % منهم إناث .

والآن دعيني أحدثك قليلا عن هذا المرض . تبلغ كثافة العظام وصلابتها أعلى درجاتها في سن الثلاثين , ثم تبدأ العظام ترق تدريجيا . وقد يصل الأمر إلى أن تصبح هشة سهلة الكسر وقد تصاحب ذلك آلام تقل أو تكثر . هذه الظاهرة تكثر بين السيدات إذا ما وصلن إلى السن الذي ينقطع فيه الطمث . نتيجة لاضطراب الهرمونات خاصة هرمون الاستروجين . بيد أن الرجال ليسوا معفيين من هذا المرض وان كانت نسبة الإصابة به بينهم أقل .

في حالتك أنصحك بالعلاج تحت إشراف طبي . أما إذا كان في أسرتك سيدة أو فتاة في مقتبل العمر فانصحيها بأن تأخذ الاحتياطات الكافية لكن لا تصاب بهذا المرض . من بين هذه الاحتياطات أن تحسن غذاءها بحيث يحتوى على كميات وافيه من الكالسيوم وهو متوفر في كثير من الأطعمة ويأتي على رأسها اللبن ومشتقاته . وكذلك فيتامين د ويمكن الرجوع إلى كتب التغذية لمعرفة المزيد عنه. عليها أن تمارس رياضة يومية معتدلة خاصة المشي لأن في الرياضة المعتدلة تقوية للعظام , وعليها أن تبتعد عن التدخين . وأضيف إلى ذلك كله أن تواظب على الكشف الطبي الدوري في كل

سنة مرة على الأقل بعد سن الأربعين ، حتى إذا اكتشفت البوادر الأولى لهشاشة العظام يمكن الوقاية من تطورات المرض وإيقافه عند حده .

مرض باركنسون

س : والدتي تجاوزت السبعين من العمر ، أصيبت بمرض قيل لنا أن اسمه (باركنسون) أريد أن أعرف سبب المرض وإمكانية علاجه بالطب الشعبي . علماً بأن عائلتنا فيها أطفال صغار أخشى أن تصيبهم عدوى المرض ، وفي الوقت نفسه لا تطاوعني نفسي أن أترك والدتي في ملجأ لكبار السن . أرجوك النصيحة .

ج : خدعوك فقالوا إن مرض باركنسون معدٍ أو أنه يورث . المرض يصيب الأعصاب وبالتحديد خلايا الدماغ التي تفرز مادة (دوبامين) ، وهي مادة كيميائية تقوم بإيصال النبضات العصبية المسؤولة عن العضلات بين أجزاء المخ. فإذا قل إفراز هذه المادة اضطربت حركة العضلات وبخاصة الأطراف .

أحد مظاهر المرض ارتعاشة منتظمة في إحدى اليدين يبدو معها المريض كما لو كان يمسك بمسبحة يدير حباتها بين اصبعيه ، يصاحب ذلك عند بعض المرضى اضطراب في المشي والكلام والنوم ، وتصلب في بعض عضلات الجسم ، والإصابة بالاكتئاب ، وقد يصل الأمر إلى عدم القدرة على التذكر .

إذا سألتني ما سبب المرض أجبتك بأن السبب غير معروف ، هناك نظريات منها أن تلوث الطعام ببعض المبيدات الحشرية قد يؤدي إلى الإصابة بالمرض .

يعالج المرض بالأدوية وببعض أنواع الجراحة الدقيقة ، أما علاج والدتك بالطب الشعبي فهو أمر لا أملك أن أفتيك فيه ، فما زالت أسرار الطب الشعبي مغلقة والذي نعرفه منها أقل من القليل .

أخذ والدتك إلى ملجأ لكبار السن أمر أرجو أن لا يخطر في بالك للحظة واحدة . فالوضع الطبيعي لوالدتك وأمثالها من كبار السن هو أن يمضوا ما كتب الله لهم من عمر في وسط العائلة ، هم الذين ربونا ورعونا وانشأونا ، وهم اليوم بركتنا ، ورعايتهم واجب علينا يقتضيه الدين والخلق والضمير .

31

الوزن الزائد

س : عندي مشكلة تؤرقني وهي زيادة وزني ، ذلك أني امرأة في الخامسة والثلاثين وأم لأربعة أطفال . بطني توحي بأني حامل في الشهر السادس بالرغم من أني لست بحامل . ذهبت إلى الطبيب فقال لي إني احتاج إلى عملية شد للبطن وشرح لي الطريقة بأنه سيفتح البطن ويزيل الدهون الزائدة ثم يشد البشرة . وأكد لي أنه ليس في العملية مخاطر أو أعراض جانبية . أنا محتارة جداً يا دكتور فأرجو نصيحتك ؟

ج : لا أستطيع أن أشخص حالتك عن بعد . فقد تعود مشكلتك لسبب عضوي ، ولذا اقترح أن تستشيري طبيبك . بيد أني أفترض أن ما بك هو زيادة في الوزن نتيجة إهمال الرياضة والإفراط في الأكل . وهذا ما يقع لبعض سيداتنا . بمجرد أن يرزقن بالأولاد ، ويمطئنن إلى أن الرجل أصبح مربوطاً بهن بوثاق ، يهملن في أنفسهن ويضفن إلى أجسامهن أرطالاً من الدهون .

في مثل حالتك يا سيدتي دعيني أهمس لك بأن علاجك ليس بالضرورة عند الطبيب أو الجراح بقدر ما هو بيدك أنت . لن يفيدك شيء كما يفيدك قدر كافٍ من قوة الإرادة تنظمي بها غذاءك ورياضتك . تسألينني أي أنواع الرياضة أفضل . أقول لك مارسي الرياضة التي تستهويك وتناسب طبيعتك وظروفك ، أما إذا أصررت على النصيحة فأقول لك إن أفضل أنواع الرياضة المشي السريع . أكاد أسمعك وأنت تقولين وأين أمشي وأنا إمرأة . هناك حل وهو أجهزة المشي تجدينها متوفرة في الأسواق . ويمكنك أن تشغلي وقتك أثناء المشي على الجهاز بعمل مفيد مثل حفظ القرآن أو عمل مسلٍ كمشاهدة التلفزيون .

انتقل إلى الموضوع الأصعب وهو النظام الغذائي . لا أؤمن كثيراً بصرعات الرجيم فكثير منها يفيد المرء مؤقتاً ثم تعود ريمه لعادتها القديمة . الذي أنصح به هو اتباع نظام غذائي يعتمد على الهدي النبوي "نحن قوم لا نأكل حتى نجوع وإذا أكلنا لا نشبع" أو كما جاء في الأثر "حسب ابن آدم لقيمات يقمن صلبه فإن كان لابد فثلث

لطعامه وثلث لشرابه وثلث لنفسه" . دعيني اقترح عليك أن تبدئي طعامك بالخضروات أو الفاكهة . تملئين بهما ثلث المعدة . ثم تملئين ثلثها الآخر بأصناف الطعام الأخرى . أما الثلث الأخير فاتركيه فارغاً .

لست في حاجة إلى موازين ومقاييس لتقيسي بها ما امتلأ من معدتك وما تركته فارغاً . يمكنك الاعتماد على إحساسك بالاكتفاء وعدم الامتلاء . وصدقيني .. أفضل ما يمكن أن تفعليه هو أن تغادري مائدة الطعام وأنت مازلت راغبة في المزيد. حاولي وستنجحي واذكريني بالخير .

تخفيف الوزن .. بين العلاج والحمية

خدعوك فقالوا .. إن جوهر الطب يكمن في حبة الدواء أو مشرط الجراح . فهو قبل هذا وذاك يرتكز على أسلوب الحياة .. ماذا نأكل ونشرب ، وكيف نعمل ونتريض ونسترخي ، وكيف نتعامل مع الحياة والناس .

وصلتني بالبريد الإلكتروني نشرة مجهولة المصدر تتحدث عن تخفيف الوزن . وتحتوي على مجموعة من النصائح والتوجيهات . بعضها يستند إلى أسس علمية معروفة . والبعض الآخر يرتكز على تجارب شخصية .

من النصائح التي أوردتها النشرة وتستند إلى أسس علمية ، أهمية الإكثار من تناول الفاكهة والخضروات . فأكلها في الوجبات الثلاث يزود الجسم بكثير من احتياجاته إلى الألياف والمعادن والأملاح والفيتامينات ، كما أنها تقي الجسم من كثير من الأمراض .

كذلك ذكرت النشرة – بحق – أن تعاطي الخمور وتدخين السجائر والإسراف في تناول الشاي والقهوة والمياه الغازية له آثار ضارة على الجسم . وهذه كلها حقائق علمية .

أما التحذير الذي ذكرته النشرة من أن البروتينات الحيوانية مثل اللحوم ومنتجات الألبان ضارة بالصحة ، وكذلك الجمع بين بعض أنواع الأطعمة مثل النشويات والبروتينات ؛ فأنا شخصياً لا أعرف له سنداً علمياً .

تحتوي البروتينات الحيوانية على أحماض أمينية أساسية يحتاجها الجسم البشري لبناء خلايا الجسم وأنسجته ، فإذا ما تقدم العمر بالإنسان أصبح لزاماً عليه أن يقتصد في تناولها ، خاصة إذا كان يشكو من بعض الأمراض المزمنة ، أو من ارتفاع نسبة الكولسترول في الدم . أما إن تناولها أمر يضر بالصحة فأمر يحتاج إلى برهان علمي ولا تكفي فيه التجربة الشخصية .

هذه النشرة التي وصلتني واحدة من آلاف التقارير والكتب والدراسات التي تصدر كل عام في أنحاء العالم ، تتناول قضية تخسيس الوزن بالعلاج والحمية . جميعها لا ترقى إلى المعنى الذي جاء في الأثر :

"ما ملأ آدمي وعاءً شراً من بطنه . حسب ابن آدم لقيمات يقمن صلبه ، فإن كان لا محالة فاعلاً ، فثلث لطعامه ، وثلث لشرابه ، وثلث لنفسه" .

"نحن قوم لا نأكل حتى نجوع وإذا أكلنا لا نشبع" .

التخمة وراء كثير من الأمراض . وفي الوقت الذي يعاني فيه بعض البشر من التخمة ، يعاني أضعافهم من قلة الغذاء ! ولو أن القادرين منا خففوا من كميات الطعام التي يأكلونها أو التي يلقونها في النفايات ، ووفروها أو وفروا أثمانها للفقراء ، ولو أنهم وجهوا زكواتهم وصدقاتهم إلى مصادرها السليمة ، لساعد ذلك على إعادة التوازن ، واستفاد المتخمون والجائعون على السواء .

كيف تعيش صحياً

خدعوك فقالوا إن ممارسة أسلوب صحي في الحياة أمر سهل المنال . إذ هو أمر يحتاج إلى جهد وتخطيط مسبق ومجاهدة نفس .

أجريت في أمريكا دراسة شملت 6500 شخص ونشرت نتائجها مؤخراً في مجلة كلية الصحة العامة الأمريكية . هدفت الدراسة إلى معرفة العوامل التي تؤثر على صحة الإنسان في مرحلة الشيخوخة . وانتهت إلى أن هناك أربعة عوامل أساسية إذا مارسها الإنسان في شبابه ضمنت له بإذن الله شيخوخة خالية من المرض أو تكاد .

هذه العوامل هي : الحفاظ على مستوى معتدل في كل من وزن الجسم ، وضغط الدم ، ونسبة السكر في الدم ، بالإضافة إلى عدم التدخين .

منذ سنوات والدعوة قائمة في الأوساط الطبية إلى أن المهم ليس إضافة سنوات من العمر إلى الحياة ، وإنما إضافة حياة إلى سنوات العمر . هذه النظرية العلمية تتماشى مع العقيدة الإسلامية ، إذ لا يملك أحدنا أن يضيف سنوات إلى حياته ، فالموت والحياة بيد الله جل وعلا . بيد أننا نملك أن نضيف حياة ثرة ومنتجة إلى سنوات العمر .. نملك أن نضيف نشاطاً وحيوية . كلما نحتاجه هو أن نمارس حياة صحية سليمة وحبذا لو مارسناها ونحن بعد في باكورة حياتنا .

كنت أتحدث إلى صديق لي مدخن ، وجرنا الحديث إلى مضار التدخين . كان من رأيه أن التدخين مضر بالصحة ولكن ليس الآن ، ربما بعد سنوات وساعتئذ - على حد قوله - يحلها حلال .

قلت : ولكن ساعتئذ لو حصل مكروه لا قدر الله فلات ساعة مندم . يومها سيقول الإنسان لنفسه .. ليتني مارست حياة صحيحة في شبابي .. لأنعم بحياة طيبة في شيخوختي .

قد يقول قائل : ولكن ضغط الدم وارتفاع معدل السكر في الدم يعودان إلى عوامل وراثية . وفي هذا بعض الحقيقة . أما بقية الحقيقة فتقول أن أسلوب الحياة يلعب دوراً أكبر . فكم من إنسان ورث من أحد أبويه الاستعداد الوراثي لارتفاع ضغط الدم أو السكر . إلا أنه عاش حياة مديدة معافى من الأمراض ، لأنه مارس حياة صحيحة في غذائه وسلوكه ورياضته .

هل السكري مرض تناسلي ؟

س : هل صحيح أن مرض السكر مرض تناسلي ؟ وهل يعني هذا أنه ينتقل من الزوج إلى زوجته ؟ ونظراً لانتشاره وخطورته ألا توجد وسيلة فعالة للوقاية منه؟

ج: خدعوك فقالوا إن مرض السكر (أو البوال السكري) مرض تناسلي أو أنه ينتقل من الزوج إلى زوجته أو من الزوجة إلى زوجها .

وهنا يحسن بنا أن نفرق بين المرض الوراثي ، والمرض التناسلي .

المرض الوراثي تحمله صبغات الوراثة من الآباء والأمهات إلى أبنائهم وبناتهم وقد ينتقل من جيل إلى آخر إذا لم تتخذ الاحتياطات اللازمة واضرب مثلاً له مرض الأنيميا المنجلية .

أما المرض التناسلي فهو مرض تكمن جرثومته في الجهاز التناسلي للرجل أو المرأة وينتقل عن طريق الاتصال الجنسي ولا يتوارث من جيل لآخر . وأضرب مثالاً له مرض الزهري أو الإيدز أو السيلان .

ينتمي مرض السكر إلى قائمة الأمراض التي ينتقل الاستعداد الوراثي لها من الآباء إلى الأبناء ، مثل أمراض ضغط الدم والربو والانفصام وبعض أنواع السرطان . في هذه الأمراض تلعب الوراثة دوراً مهما كما تلعب دوراً آخر البيئية . وبناءً على ذلك فمرض السكر استعداد وراثي قابل للظهور إذا ما أحاطته الظروف الملائمة ، مثل زيادة الوزن ، وعدم ممارسة الرياضة ، والتوتر النفسي والعصبي .

ينتشر مرض السكر أكثر ما ينتشر في المجتمعات التي برزت فيها أنماط سلوكية طارئة غير صحية في الغذاء والمعيشة . المجتمعات التي تحول غذاؤها من المتقشف البسيط إلى الدسم المليء بالدهون والنشويات والسكريات . المجتمعات التي ركنت إلى السكون بعد الحركة ، ومارست ركوب السيارة لأقل مشوار بدل المشي , وإلى استعمال المصعد بدلاً من استعمال الدرج ، وقضاء الساعات وراء المكتب أو أمام التلفزيون . المجتمعات التي استبدلت التوتر بالطمأنينة. وأخشى ما أخشاه أن أقول إن مجتمعاتنا العربية بعامة والخليجية بخاصة تؤخذ مثلاً حياً لهذه المجتمعات .

نحتاج إلى إعادة النظر في حياتنا أفراداً وجماعات ، وإلى العودة إلى الأكل البسيط الذي يرتكز على الخضار والفواكه والحبوب ، وإلى الحركة والنشاط بدل السكون والخمول ، وإلى الطمأنينة بدل التوتر .

الضغوط النفسية

س : أعاني من صداع مزمن ، و سوء في الهضم ، وضعف في الشهية ، وآلام في الرقبة ، واضطراب في النوم . أرجو أن تصف لي علاجاً لحالتي .

ج : خدعوك فقالوا إن الإجهاد النفسي الذي تشكو منه علاجه في روشتة طبيب بقدر ما هو في تبني فلسفة في الحياة .

لا أنصح بالتشخيص أو العلاج عن طريق الرسائل . ومن ثم فإني أنصحك بزيارة الطبيب . فإذا أخبرك بأن ما تشكو منه ليس وراءه سبب عضوي ، يبقى الاحتمال الأكبر هو أن الأعراض التي تشكو منها هي في مجملها أعراض الإجهاد النفسي الذي ينجم عادة عن القلق المزمن . العلاج في هذه الحالة بيدك أكثر مما هو بيد الطبيب . مجموعة من الإجراءات أنصحك بالقيام بها لتعيد من خلالها تنظيم أسلوبك في الحياة . أكثرها سهل ميسور ، وبعضها يحتاج إلى مجاهدة النفس والإصرار على التغيير . هذه الإجراءات هي باختصار كالآتي :

تبنى اتجاها إيجابياً في الحياة . اجعل نظرتك إلى الأمور أكثر تفاؤلاً . فكر في الخير . انظر إلى الجانب الإيجابي فيما يقابلك من صعاب . أعرف مسبقاً أنك ستقول لي هذا من أصعب الأمور فالحياة مليئة بالمشاكل . اتفق معك في هذا ، ولكن تذكر أن العبرة ليست بمقدار ما يصادفنا من مشاكل ، وإنما في طريقة تعاملنا معها . تعامل مع مشاكلك بصورة موضوعية ، أوجد الحلول لما يمكن أن يُحل منها . وما ليس له حل ألق بحملك فيه على خالقك .

عليك أن تعيد النظر في قضيتي الوقت والمال . كثير من الضغوط النفسية تنجم عن اضطراب الوقت والمال . تذكر أن العظماء الذين يتصدون لجلائل الأعمال وقتهم مزحوم وهم دائماً مشغولون ، ولكنهم عادة ما يتميزون بتنظيم أوقاتهم حتى لا تتداخل الأولويات ، ويختلط المهم بما هو أقل أهمية . وتذكر أن احتياجاتنا الحقيقية في الحياة بسيطة وغير مكلفة .

تسألني : ماذا بعد لأتخلص من الضغوط النفسية ؟ أقول لك نظم غذاءك ونومك ورياضتك . اجعل ديدنك في الحياة الاعتدال . قلل من المنبهات مثل الشاي والقهوة . ابتعد عن التدخين . أخيراً وليس آخراً تعلم كيف تسترخي .

تقول لي إن هذه قائمة طويلة وترجوني أن اختصرها لك في كلمات محدودات . أعود فأقول لك : تبنّ أسلوباً إيجابياً في الحياة ، ووثق صلتك بخالقك . ستجد نفسك وقد تغلبت على الأسباب الرئيسة وراء الضغوط النفسية . وإذا كنت من هواة القراءة ففي المكتبة العربية عشرات الكتب التي تحدثك عن كيفية التعايش مع الضغوط النفسية بما في ذلك النظرة الإيجابية ، والاسترخاء ، والاعتدال ، والقدرة على التكيف .

الطب والحياة

حكايتي مع الصحة العامة

عندما اخترت الطب الوقائي أو ما يسمى (بالصحة العامة) مجالاً لتخصصي بعد أن أكملت دراستي للطب في مصر .. كنت كمن يسبح ضد التيار . جاءتني المعارضة من كل جانب . من أسرتي ، ومن أصدقائي ، ومن زملائي الأطباء . الجميع يرددون على وتيرة واحدة . نحن نعرف الطبيب الذي يعالج مريضه بالدواء أو في غرفة العمليات .. فما هو الطب الوقائي الذي تسعى للتخصص فيه ؟ والدتي رحمها الله عندما قيل لها أن ابنك سوف يتخصص في الطب الوقائي .. سألت وما الطب الوقائي ؟ ووجدت من يتطوع فيخبرها بأني سأقوم بفحص الدكاكين في المنشية (سوق الخضروات واللحوم بمكة) فدعت لي وأوصتني أن أرفق بالناس حتى لا يصيبني مكروه .

زوجتي ظلت لسنوات بعد زواجنا لا تستطيع أن تشرح لمن يسألها عن دراستي وتخصصي ، إلى أن جاء اليوم الذي رافقتني فيه إلى تربة البقوم لإجراء دراستي الميدانية لدرجة الدكتوراه ، وعملت مع فريق من السيدات يطفن في سيارة ونيت على مضارب البادية في قائظة الظهيرة من شهر أغسطس ، يجمعن المعلومات ويثقفن الأمهات ويعنين بالأطفال ، ومن خلال هذه المعاناة أدركت زوجتي شيئاً من رسالة الصحة العامة .

واليوم بعدما يزيد عن ربع قرن من الزمن يثلج صدري أن أرى أعداداً متزايدة من أطبائنا وغير الأطباء يربون عن المائتين عدا متخصصين في مجال الصحة العامة ، ويحملون رسالة يجهلها الكثيرون . يكفي أنهم مقتنعون بها ومؤمنون بجدواها . وقد يكون لي شرف أن أسهمت في تدريب بعض منهم .

هذا الحديث بما فيه من شجون أثاره في نفسي ما قرأته مؤخراً في النشرة الدورية التي يصدرها مركز مكافحة الأمراض في أمريكا . وهو أكبر مركز عالمي في مجال مكافحة الأمراض . تقول النشرة إن الصحة العامة أسهمت في إضافة 25 سنة إلى متوسط حياة الفرد الأمريكي في هذا القرن .

أما ما هي الصحة العامة ، وما دورها وما نشاطاتها فأمر يجهله الكثيرون . فالطبيب الذي يعالج صماما تالفاً في قلب مريض تتناقل اسمه وسائل الإعلام ، في حين أن زميله الآخر الذي قد يسهم في الوقاية من تلف صمامات آلاف الأطفال بمكافحة الحمى الروماتزمية والقضاء عليها ربما لا يجد من يذكره بكلمة .

تستعرض نشرة مركز مكافحة الأمراض في أمريكا الإنجازات التي حققها الطب الوقائي في القرن العشرين ، وخفف من خلالها معاناة الملايين من البشر ، نذكر منها :

اكتشاف الأمصال الواقية من أمراض الطفولة ، تطوير الوسائل الواقية من حوادث السيارات ، مكافحة الأمراض المتنقلة مثل الجدري والكزاز والسل والحمى الروماتزمية والوقاية من تصلب الشرايين ، العناية بصحة الأمهات الحوامل والأطفال الرضع . وتمتد القائمة لتسجل إنجازات أخرى أسهمت في تطوير الصحة على مستوى العالم .

كان من حسن حظي أني أدركت وأنا بعد طالب على مقاعد الدراسة في كلية الطب أهمية الطب الوقائي والعلاقة بين صحة الإنسان والعوامل البيئية والاجتماعية التي تحيط به ، واخترت هذا الفرع من فروع الطب مجالاً لتخصصي . ويعود الفضل في ذلك بعد الله إلى أحد أساتذتي . وزاد يقيني مع الأيام بأننا لو طبقنا ما يعرفه العلم عن أسباب الأمراض وطرق الوقاية منها ، لتفادينا الكثير من المشاكل الصحية، ولأضفنا مزيداً من الصحة والحيوية إلى سنوات العمر ، ولكننا من أسف لا نفعل ، أما عن جهل أو تكاسل أو هما معاً .

العامل الرئيس وراء توفر الصحة ليس الأطباء أو أسرة المستشفيات أو الأجهزة والمعدات الطبية وإنما هو أسلوب الحياة الذي نمارسه . الغذاء المعتدل ، والهواء النقي ، والرياضة المنتظمة ، والنظرة الإيجابية للحياة . لو أننا أدركنا هذا وطبقناه لوفرنا لأنفسنا حياة أفضل ، ولربما أغلقنا عدداً من المستشفيات كما يفعلون اليوم في أوروبا وأمريكا ، ولوجهنا تكاليف إنشائها وتشغيلها إلى تحقيق المزيد من برامج الصحة العامة والطب الوقائي .

43

مما علمتنيه الأيام وتجربة الحياة ، أطرح على نفسي وعلى زملائي من الأطباء والعاملين في الحقل الصحي مجموعة من الأسئلة . لعل في محاولة الإجابة عليها ما يلقي الضوء على أهداف الطبيب وزملائه من العاملين الصحيين .

- هل يستطيع الطبيب أن يتصدى لعلاج مريضه وهو غير ملم بالعوامل الاجتماعية والبيئية والثقافية التي تحيط بالمريض ؟ الإجابة أن لا . فالمرض لا تسببه الجرثومة أو الطفيلي وحدهما ، وإنما تتحكم فيه عوامل البيئة .

- هل يكفي أن يعنى الطبيب بجسد المريض ، بمعزل عن عقله ونفسه وسلوكه ؟ الإجابة أن لا ، فهي جميعها مرتبطة برباط وثيق .

- هل يمكن للطبيب أن يؤدي دوره في العلاج بمعزل عن الوقاية من المرض ؟ الإجابة : أن لا .

مثل هذه الأسئلة تقودنا إلى نتيجة حتمية هي أن الرعاية الصحية مسؤولية مشتركة بين وزارات الصحة والمالية والتخطيط والشؤون الاجتماعية والشؤون البلدية والقروية والتعليم . يشاركها في تحمل المسؤولية المجتمع بأفراده ومؤسساته . ومن ثم فالرعاية الصحية عملية معقدة ومتداخلة . لا يكفي للتصدي لها الاقتصار في تدريب الطبيب على معالجة المرض بعد حدوثه ، وإنما يجب أن يهيأ الطبيب وبقية أفراد الفريق الصحي لمعرفة علاقة الإنسان بالبيئة وعلاقة الجسد بالعقل والنفس ، وأن يدرب الطبيب على التعامل مع أفراد الفريق الصحي ، والاتصال بالمجتمع بأفراده ومؤسساته ، والتفاعل معه والتأثير عليه .

كل ذلك يستدعي أن يدرب الطبيب أثناء دراسته على ممارسة التعليم الذاتي ، والتفكير المنهجي ، والقدرة على البحث والاستقصاء .

هذا ما تتجه إليه أعداد متزايدة من كليات الطب في أنحاء العالم ، والتي يطلق عليها كليات الطب الإبداعية ، تعنى بدرجات متفاوتة بتطوير المناهج التعليمية ، والخروج بطالب الطب من بين جدران

المستشفى والفصول الدراسية إلى المجتمع والبيئة ، واتخـاذ الحوار والنقاش وسيلة للتعليم .

حكاية من العالم الغربي !

الأستاذ الدكتور (جريب) كان عميداً لكلية الطب في جامعة ماسترخت بهولندا . وهي واحدة من أكثر كليات الطب في أوروبا شهرة وأبعدها صيتاً ، ومن أوائل الكليات الطبية التي انتهجت الأسلوب الإبداعي في التعليم الطبي . ذلك الذي يعتمد على التعلم الذاتي ، ويخرج بطلبة كلية الطب وأساتذتها إلى خارج أسوار الكلية والمستشفى .. إلى المجتمع .

قص عليَّ الدكتور جريب قصة لها مغزى .. قال :

بعد أن أنشئت المباني الجديدة لكلية الطب وانتقل إليها الطلاب وأساتذتهم ، فرغت الفصول والمعامل من المبنى القديم . اتصلت مؤسسة يابانية بالدكتور جريب تفاوضه في شراء المبنى القديم .

يقول الدكتور جريب .. استغرقت المفاوضات نحو أسبوعين بعت على أثرها المبنى إلى اليابانيين .

سألته : هل أنت الذي بعت المبنى ؟ .. قال نعم .

قلت وكم من الإمضاءات احتاجت عملية البيع . قال ودهشته لسؤالي لا تقل عن دهشتي لقصته .. إمضائي أنا فقط !!

القصة لا تنتهي هنا وإنما لها بقية .

فاليابانيون بعد أن اشتروا المبنى باعوا الأرض التي أمامه والتي خلفه بمبلغ يوازي ما دفعوه في شراء المبنى . وبقي لهم المبنى مجاناً . واستقطبوا بضعة أطباء يابانيين مهمتهم علاج اليابانيين الذي يعملون في وسط أوروبا . فإذا ما أحتاج أحد اليابانيين العاملين في انجلترا أو فرنسا للعلاج ، عليه أن يسافر بالطائرة إلى هولندا للعلاج على أيدي الأطباء اليابانيين .

فاليابان تثق في أبنائها أكثر من ثقتها في الغريب .

الاستنساخ .. يدعو إلى الإيمان

هدأت الضجة التي أثيرت حول استنساخ النعجة (دولي) ، ولكنه هدوء ما قبل العاصفة . فسوف يفاجئنا المستقبل المنظور في السنوات القادمة ، بل في الشهور القادمة على الأرجح بما ليس في الحسبان . فالاستنساخ مارد متى انطلق من قمقمه، لن يجد من يصده .

ما أود أن أقوله هنا هو أن الاستنساخ لو تبصرناه لوجدناه أمراً يدعو إلى مزيد من الإيمان بقدرة الخالق سبحانه على الإبداع .

فقد وهب سبحانه وتعالى الإنسان القدرة على اكتشاف بعض حقائق الكون ، واحتفظ لنفسه جل وعلا بالخلق وبعث الحياة .

دعونا نبدأ من الخلية وحدة تكوين الكائن الحي التي ينطلق منها الاستنساخ . لو أنك استطعت أن تعد نجوم السماء ، أو ذرات الرمل على ساحل البحر ، لأمكنك أن تحصي عدد الخلايا التي يتكون منها جسم الإنسان ! . ومع هذا فقد قدرها العلماء بنحو 100 تريليون خلية !

الخلية لا ترى إلا تحت المجهر .. عالم زاخر يتكون على دقته المتناهية من جسم هلامي يحيطه غشاء وتسبح فيه ملايين الجزيئات من الأحماض الأمينية . في الخلية أجهزة معقدة تساعدها على الحركة والتكاثر وتوليد الطاقة وتصنيع البروتينات والإنزيمات .

يتحكم في نشاط الخلية النواة ، ولو قدر لك أن تفتح النواة على صغرها ودقتها وتطلع على ما بداخلها لوجدت الشيء العجاب . في النواة 46 صبغة وراثية (كروموسوم) ما عدا الخلية التناسلية ففيها نصف هذا العدد .

تتكون الكروموسومات من آلاف الجينات ، كل منها يتكون من خيوط شعرية من جزيئات (DNA) . ولو قدر لك أن تصل إلى واحد من الـ (DNA) لوجدته مكوناً من مركبات كيميائية منها البروتينات والسكر والفسفور .

يتحكم الـ (DNA) في نشاط الخلية وتكوينها وانقسامها ، كما يحدد عناصر الوراثة التي تنتقل من الأجداد إلى الأحفاد ، بما في ذلك الطول ولون البشرة والقدرات العقلية والاستعداد للأمراض . وقدر

العلماء أن خيوط الـ (DNA) تهتز بمعدل بليون مرة في الثانية ، وقدروا أنه تتم في الجسم البشري 500 تريليون عملية انقسام لمادة الهيموجلوبين وحدها في الثانية الواحدة .

تأمل هذه الأرقام الفلكية وتذكر قول القادر الخالق : (وفي أنفسكم أفلا تبصرون).

نعود إلى عملية الاستنساخ . هي في مجملها عملية ميكانيكية ـ إذا جاز التعبير ـ قام فيها العلماء بنقل خلية تحتوي على نواة إلى خلية أخرى "بويضة" انتزعوا نواتها، ثم قاموا بتسليط تيار كهربائي على الخليتين فتلاحمتا .

كانت هناك مشكلة عليهم أن يحلوها ، ذلك أن أية خلية من خلايا الجسم بالرغم من أنها تحتوي على جميع مكونات الكائن الحي (46 صبغة وراثية) إلا أنها في الواقع تنتج خلية متخصصة مثلها . فخلية الكبد مثلاً فيها كل الخصائص التي تمكنها من إنتاج كائن بشري متكامل ، ولكنها لا تنتج إذا انقسمت إلا خلايا كبد . نفس الكلام ينطبق على خلايا الجلد والعظام والأعصاب وغيرها من الخلايا .

كان على العلماء أن يجدوا وسيلة يجعلوا بها الخلية تنتج إذا انقسمت خلايا غير متخصصة ، وتوصلوا إلى ذلك بعد عديد من التجارب بأن قللوا من غذاء الخلية ، فاستثيرت وبدأت في الانقسام والتكاثر لتعطي خلايا غير متخصصة . طبقوا تجاربهم على الحيوانات وانتهوا في ذلك إلى أم النعجة دولى .. أخذوا خلية من ضرعها وأدمجوها في بويضة . بدأوا العملية في أنبوب اختبار ثم نقلوا الخلايا بعد أن بدأت في التكاثر إلى رحم النعجة فزرعوها فيه ، وتكاثرت الخلايا بقدرة الله ، وتكوَّن الجنين وولدت النعجة دولي . أي أنهم أتوا إلى خلية خلقها الله وأودع فيها أسرارها وطاقاتها والحياة التي فيها ونبهوها لكي تنقسم وتتكاثر .

السؤال القائم .. هل يمكن أن تتكرر نفس العملية في الإنسان ؟ يعتقد العلماء أن ذلك ممكن ، والأنباء تتوالى بأن استنساخ الإنسان قد بدأ فعلاً . ويعتقدون أن العملية إذا نجحت في الإنسان فإن المخلوق الجديد سوف يتشابه مع المخلوق الأصلي في الصفات الظاهرية مثل الطول

واللون وملامح الوجه .. إلخ . ولكن لن يكون نسخة طبق الأصل منه في اتجاهاته النفسية وقدراته العقلية فهذه تخضع للمؤثرات البيئية . الهندسة الوراثية هي العلم الذي يقف وراء الاستنساخ . مثلها مثل انشطار الذرة.. سلاح ذو حدين ، إذا أحسن استغلاله فسوف ينتج عنه زيادة المحصول الزراعي وتحسين السلالات الحيوانية وتصنيع ا لدواء والتحكم في الأمراض الوراثية . أما إذا تعدى حدوده وانطلق من عقاله ووصل إلى حد استنساخ البشر ، فقد يعود على البشرية بدمار لا يعلم مداه إلا الله .. يهون إلى جانبه انشطار الذرة وتلوث البيئة وغير ذلك من مظاهر تدخل الإنسان في الطبيعة التي أحكم الله صنعها .

(وفي أنفسكم أفلا تبصرون)

يجد الأطباء صعوبة في تشخيص الأمراض الوراثية مبكراً أي عندما يكون جنيناً في رحم أمه . من هذه الأمراض متلازمة داروين التي تتمثل في الطفل المنغولي . فمحاولة تشخيص المرض أثناء المرحلة الجنينية يستدعي أن يدخل الطبيب إبرة في رحم الأم ويسحب بعضاً من السائل الأمينوسي الذي يحيط بالجنين لفحصه . وهو أمر من الخطورة بمكان .

مؤخراً استحدث العلماء وسيلة فعالة للتشخيص المبكر ، وذلك بفحص عينة من دم الأم بدلاً من فحص السائل الأمينوسي . فمن المعروف أن الجنين في فترة الحمل يتغذى على دم أمه ، وقد تتسلل بعض خلايا الجنين إلى الدورة الدموية للأم عبر المشيمة والحبل السري . وبفحص دم الأم يمكن أن نجد بعض خلايا الجنين . المشكلة هي أن هذه الخلايا الجينية من الندرة بمكان . فمن بين كل 10 ملايين خلية في دم الأم قد نعثر على خليتين أو ثلاث من خلايا الجنين .

التقنية التي استخدمها العلماء مكنتهم من تركيز عينة من دم الأم للعثور على هذه الخلايا الجينية القليلة العدد ، وبفحص خلية واحدة منها يمكن تحليل صفات الوراثة فيها والتعرف على صفات الجنين والأمراض والتشوهات الخلقية التي قد يكون مصاباً بها .

ويتوقع العلماء أنهم في السنوات القليلة القادمة ، سوف يمكنهم التعرف على كثير من صفات الجنين الوراثية قبل ولادته ، بما في ذلك لون عينيه ، وطول قامته ، واستعداداته الفطرية .

الله جلت قدرته يتيح للإنسان أن يكتشف مجاهل الجسم البشري ، أما أن يتدخل الإنسان في فطرة الله والتوازن الذي أودعه في الخلق فأمر آخر (إنا كل شيء خلقناه بقدر) .

المشكلة أن الإنسان في غروره بعلمه على قلته ، وفي بعده عن الله ، وفي تدخله في التوازن البيئي ، قمين بأن يحدث كوارث بيولوجية وبيئية لا يعلم مداها إلا الله (حتى إذا أخذت الأرض زخرفها وازينت وظن أهلها أنهم قادرون عليها أتاها أمرنا) . يا خفي الألطاف نجنا مما نخاف .

ومن كل شيء خلقنا زوجين اثنين

هل يحق لنا أن نعرض المكتشفات الطبية على نصوص القرآن الكريم وكثير منها لم يثبت بعد ؟ أم يكفينا إيماننا بكتاب الله الكريم الذي لا يأتيه الباطل من بين يديه ولا من خلفه تنزيل من حكيم حميد . سؤال اختلفت الإجابة عليه ما بين مؤيد ومعارض . أنا شخصياً من المؤيدين ، لما في ذلك من دعوة للتفكير والتأمل والتدبر في خلق الله (قل سيروا في الأرض فانظروا كيف بدأ الخلق) .

نحن متفقون على أنه لا تعارض البتة بين العقل والعقيدة . فإذا وجدنا من ظواهر العلم ما يتفق مع ما جاء في كتاب الله الكريم أليس ذلك أدعى إلى التأمل في قدرة الله سبحانه وتعالى ؟

سأتحدث هنا عن معجزة قرآنية تتمثل في قوله سبحانه وتعالى (ومن كل شيء خلقنا زوجين لعلكم تذكرون) .

بعد اكتشاف الميكروسكوب استطاع العلماء أن يروا خلايا الدم الحمراء رأي العين مكبرة مئات المرات ، خلايا دقيقة غاية في الصغر ، حتى أن رأس الدبوس يتسع لعدة ملايين منها . فإذا ما أصيب الإنسان بمرض الملاريا (طفيليات الملاريا أكثر دقة وأصغر حجماً من خلايا الدم الحمراء) غزت الطفيليات كريات الدم الحمراء وانقسمت داخلها وتكاثرت . وفي مرحلة من مراحل الانقسام والتكاثر تتحول بعض طفيليات الملاريا بقدرة الله إلى ذكر وأنثى .

وإذا ما وقعت بعوضة الانوفلس على جسم إنسان مصاب بالملاريا ، انفذت خرطومها في جلده لتمتص قطرة من دمه تتغذى بها . هذه القطرة تحتوي على بضعة ألوف من طفيليات الملاريا .

وفي معدة البعوضة يتلاقح الزوجان الذكر والأنثى ويتحولان إلى طفيلي يسبح في جسم البعوضة إلى أن يصل إلى غدتها اللعابية ، وعندما تقع البعوضة على جسم إنسان آخر تفرز قطرة من لعابها ليسهل عليها امتصاص قطرة من دمه ، وبذلك يغزو الطفيلي جسمه .

ألا ترى في كل خطوة من خطوات هذه الدورة من حياة الطفيلي إعجازاً من الإعجاز - يدل على قدرة الخالق سبحانه وتعالى وحكمته وتقديره .

هناك حشد من العلماء عادت بهم إلى دين الفطرة ظاهرة علمية استوقفتهم ، اذكر منهم على سبيل المثال أستاذ علم الأجنة الأستاذ كيث مور الذي اعتنق الإسلام بعد أن تأمل في الآية الكريمة (يا أيها الناس إن كنتم في ريب من البعث فإنا خلقناكم من تراب ثم من نطفة ثم من علقة ثم من مضغة مخلقة وغير مخلقة لنبين لكم ونقر في الأرحام ما نشاء إلى أجل مسمى) . أدرك ساعتئذ عن يقين أن ما جاء في هذه الآية الكريمة ما كان لبشر أن يدركه قبل اختراع الميكروسكوب بمئات السنين .

الطب البديل

س : ما هو الطب البديل ؟ وهل صحيح أنه يعالج جميع الأمراض ، وما رأيك في الطب الشعبي الذي يمارس في بلادنا ؟

ج : الطب الحديث الذي يدرس في كليات الطب والطب البديل ، كلاهما غير قادر على علاج جميع الأمراض ، فما أوتي الإنسان من العلم إلا أقله ، وفي كل يوم يظهر لنا جديد في علوم الطب .

الفرق بين الاثنين هو أن الطب الذي يدرس في كليات الطب يتسم بمنهج علمي متعارف عليه ، وعلومه مثبتة في المراجع والمجلات الطبية ، وخريج كلية طب في أدنى المعمورة يمكنه أن يكمل دراسته الطبية أو دراساته العليا في كلية طب أخرى في أقصاها ، فالمناهج موحدة أو هي متقاربة .

أما الطب البديل فلا يخضع لمنهج موحد ، أبوابه أوسع ، وفروعه أكثر تشعباً ، بعضه ثبت جدواه ، والبعض الآخر لا يستند إلا إلى التجربة الشخصية .

قبل أن تنتشر الرعاية الصحية في بلادنا لم يكن لدينا إلا الطب الشعبي (وهو أحد أنواع الطب البديل) . كان آباؤنا وأجدادنا يلجؤون إليه ويجدون في كثير من صنوفه فوائد مرجوة . من ذلك الكي في حالة الإصابة باضطراب معوي (الخاطر)، أو بالتهاب رئوي (الجنبه) ، أو في تجبير الكسور . كانوا يستخدمون في علاج أمراضهم العسل والزنجبيل والثوم والحبة السوداء ، وجمعيها مواد أصبحت اليوم معروفة في كتب الطب . وفي زيارة لي للصين وجدت المستشفيات الحكومية تعالج المرضى بالأعشاب والإبر الصينية بموافقة الدولة واعترافها .

بيد أن هناك ألواناً من الطب الشعبي لا يتقبلها العقل أو المنطق . شاهدت في البرازيل طقوس "الفودو" يعالج بها المرضى النفسيون في حفلات أشبه بحفلات الزار، ويزعم ممارسوها أنهم يخرجون بها الجن من أجسام المرضى !!. وفي شرق آسيا طبيب شعبي يوهم مرضاه أنه يستخرج من أجسامهم أعضاء فاسدة ، وعندما اخضعت هذه الأعضاء للفحص المخبري وجد أنها من لحوم الحيوانات .

في السنوات الأخيرة أصبحنا نرى اهتماماً متزايداً في مختلف أركان المعمورة بالعلاج بالأعشاب الطبية ، والإبر الصينية ، والرياضة ، والاسترخاء ، والتدليك ، والغذاء الطبيعي . وأصبحت منظمة الصحة العالمية تشجع بعض جوانب الطب البديل وتمول الأبحاث في مجالاته .

محاولات الإنسان لاستكشاف المجهول لا تقف عند حد . والطب الشعبي في بلادنا يحتاج إلى دراسة وتمحيص . وجدير بنا أن ننشط البحث فيه كجزء من تراثنا . فما ثبتت جدواه أبقيناه ، وما تبدى خطره أو عدم جدواه استبعدناه .

وعلّ جامعاتنا ، ومؤسساتنا التعليمية ومدينة الملك عبد العزيز للعلوم والتقنية ، تنشر على الناس ما توصلت إليه بحوثها من نتائج ، وعلّها تأتينا بالمزيد من البحوث التطبيقية .

الطب البديل .. إيجابيات ومحاذير

قال مريضي : يباع في الأسواق كتاب يتحدث عن تخليص الجسم من السموم والعلل والأمراض ، بالاقتصار على غذاء من العنب والماء لمدة ثلاثة أسابيع . فما رأيكم دام فضلكم في هذا النظام الغذائي ؟ وهل يتضرر الجسم من الاقتصار على غذاء واحد ؟

قلت : دعني أجيبك أولاً على الشق الثاني من السؤال .

لقد أودع الله جل وعلا في الجسم البشري قدرة على التكيف ، ومن ثم فالجسم السليم لا يضار من الاقتصار على غذاء واحد لفترة محدودة من الزمن .

أما الشق الأول من السؤال ، فلا أستطيع ولا يستطيع غيري من الأطباء أن يفتيك فيه بحكم قاطع . إذ أننا لم ندرس الطب البديل دراسة جادة . ونحن الأطباء معرفتنا بأسرار النفس والجسد مازالت محدودة ، والعلم يكشف لنا في كل يوم مجاهل لم نكن نعرفها من قبل .

الطب البديل يمثل مدرسة يزداد أتباعها مع الزمن في جميع أنحاء العالم ويشمل فيما يشمل : التداوي بالأعشاب والمواد النباتية والحيوانية ، وبالإبر الصينية ، والرياضات البدنية والنفسية والذهنية ، وهي مدرسة فيما أرى لها إيجابياتها كما تحيط بها بعض المحاذير . لقد ثبت بالتجربة المتكررة فوائد للطب البديل لا يمكن إنكارها . أما المحاذير فتتلخص في أن كثيراً من ألوان الطب البديل غير موثق بما فيه الكفاية ، بمعنى أنها جاءت نتيجة لتجارب واجتهادات علينا أن نقدرها ونحترمها ، ولكنها لا ترقى لأن تكون بحوثاً مدعومة بالإحصاء . كما أن الدجالين والمشعوذين يجدون في الطب البديل مرتعاً خصباً . إذ لا توجد قوانين أو نظم تحدد مساراته واتجاهاته !

وبالرغم من اعتراض المعترضين ، فإن دعاة الطب البديل صوتهم عال ، وهم يكسبون في كل يوم مناصرين ومؤيدين جدداً . والدعوة قائمة اليوم على قدم وساق بين الهيئات العلمية لتقنين الطب البديل وتخليصه من الأدعياء وما قد يخالطه من شوائب .

هل الأطباء أصح من غيرهم ؟

الأطباء أكثر تعرضاً من غيرهم من المهنيين لبعض الأمراض مثل قرحة المعدة وتقرحات القولون ، وربما كانوا أكثر عرضة من غيرهم للتوتر . كما أن الجراحين يصابون أكثر من غيرهم بدوالي الساقين .

الدكتورة نورة الرويس باحثة سعودية في كلية الطب بجامعة الملك سعود أجرت دراسة على عينة من الأطباء ، استعرضت فيها مدى انتشار الضغوط النفسية بينهم، وأسبابها ، وقدرتهم على التكيف معها ، وخرجت من دراستها بنتائج مثيرة .

وجدت أن 57% من الأطباء يواجهون ضغوطاً نفسية معتدلة نتيجة اهتمامهم بمرضاهم ، في حين أن نسبة اقل منهم تعاني من ضغوط نفسية يمكن التكيف معها إلى حين ، ونسبة صغيرة لا تتجاوز 2% تتعرض إلى ضغوط شديدة يصعب التكيف مها . هذه النسب بين أطبائنا أقل من المعدل في دول أخرى .

أهم أسباب الضغوط كما وجدتها الباحثة هي ساعات العمل التي يقضيها الطبيب خارج وقت الدوام لمواجهة الحالات الطارئة ، وضيق الوقت الذي يمضيه الطبيب مع أسرته ، أو في ممارسة حياته الاجتماعية ، يضاف إلى ذلك المجهود الذي يبذله في العناية بالحالات المرضية المستعصية ، وكانت أقل مصادر القلق للأطباء هي خشيتهم من العدوى .

وجدت الباحثة أن الطبيبات يعانين أكثر من الأطباء من حدة التنافس في مكان العمل ، ووجدت أن 28% من الطبيبات و 24% من الأطباء يفتقدون الدعم الكافي من أفراد أسرهم حيال عملهم .

اهتمامنا بالدارسات الاجتماعية في ميدان الطب خطوة جيدة نأمل منها المزيد . وتصدي فتياتنا للبحوث العلمية والتأليف والنشر اتجاه نحمده لهن ونشكر المسؤولين عن حركة التعليم والصحة في بلادنا عليه .

والسؤال المطروح على حملة شهادة الثانوية العامة من الجنسين الذين يزدحمون على أبواب كليات الطب مع بداية الدراسة في كل عام لتسجيل أنفسهم فيها : هل لازلتم حريصين على ذلك ؟

في رأيي الشخصي أن الجوانب الإيجابية في دراسة الطب وممارسته أكثر بكثير من الصعاب التي تواجهه ، وعلى قدر أهل العزم تأتي العزائم .

هل نحن مبدعون .؟

دعاني الصديق الدكتور محمد عرفان ، لحضور ندوة علمية ، استضاف فيها بعض الاختصاصيين من أمريكا للحديث عن التصوير بالرنين المغناطيسي (MRI) .

استطرد الحديث والحوار حول التقنيات الحديثة الطبية وما توفره من وسائل للتشخيص والعلاج لم تكن معروفة قبل بضع سنوات ، وذكر أحد المحاضرين في معرض الحديث أن أمه كانت تعاني من ارتفاع في ضغط الدم ، بوسائل التقنية الحديثة أمكن تشخيص مشكلتها ، وهي انسداد في أحد شرايين الكلى ، وتمت توسعة الشريان وعاد ضغط الدم طبيعياً . ولو أنها أصيبت به قبل سنوات لصعب التشخيص .

بالتقنية الحديثة أصبح التشخيص يتم في جزء من 20 من الثانية بحيث تظهر الصورة مجسمة ذات ثلاثة أبعاد ، وأمكن تشخيص السكتة الدماغية بعد سويعات من حدوثها ، وإرسال صورة إشعاعية لمراكز متقدمة على بعد آلاف الأميال في بضع ثوان لتشخيصها وكتابة التقرير عنها وإعادتها في سويعة . كما أصبح بالإمكان إجراء عملية استئصال ورم في المخ ، يغادر المريض بعدها المستشفى إلى بيته في نفس اليوم .

هذه التطورات في العلوم والتقنية ، أين نحن منها أمة العرب والمسلمين ؟

أترانا مشاركون فيها ومبدعون أم نحن مجرد مستهلكين لها .؟

الجواب واضح ، لا يحتاج إلى شرح أو تفصيل .

وقد تتساءل معي أيها القارئ الكريم ما الأسباب ؟؟

انظر إلى مجتمعاتنا الإسلامية وقد تجاوز تعداد سكانها البليون نسمة ، تجدنا متفرقين في أمور شتى . انظر إلى أساليبنا في التربية .. وتساءل معي ، هل ترانا نشجع أبناءنا على الحوار والنقاش والانطلاق الفكري ؟ لو أنك أحصيت ما في القرآن الكريم من أشارات لأهمية التفكير والنظر والتدبر من أجل رفعة المسلم وعزته لأعياك الحصر .

هل ترانا نأخذ تلامذة المدارس في دروس العلوم الطبيعية والتطبيقية إلى ساحل البحر والصحراء والجبل والحقل والغابة ليدرسوا ويلمسوا ويتحسسوا ويجربوا ؟ لا تجد من ذلك .. إن وجدت إلا القليل !!

كثير من شبابنا أصبح يمضي الساعات الطويلة مع البرامج التلفزيونية وأشرطة الفيديو ! ترى إلى أي مدى تسهم هذه وتلك في إيقاظ فكرهم وتحريك الخلايا الرمادية في أدمغتهم ؟

تعقد معارض للكتب في بلادنا ، ويصاحبها ندوات للمناقشة والحوار ، وهو اتجاه حضاري نحمده .ولكني أتساءل ما نصيب العلم والتقنية الحديثة فيها ؟

بعض أسباب تخلفنا ترتبط بأسلوبنا في التربية والتعليم . علينا أن نبحثها ونجد حلولاً لها ، وإلا فالهوة تزداد اتساعاً بيننا وبين الأمم الأخرى . دعونا نتذكر أن التقدم العلمي لم يعد حكراً على دول الغرب ، فهذه مجتمعات في شرق آسيا مثل اليابان وكوريا وتايوان آخذة بنصيبها في المسيرة . ونحن مطالبون شرعاً كمسلمين بأن نكون أعزة ... أو ليس التقدم العلمي .. باباً من أبواب العزة ؟؟

لي قريب توفاه الله ، عاش أيامه على هامش الحياة ، كان على قناعة بأن الله خلق الغربيين من أجل أن يخدمونا ويقدموا لنا وسائل النقل والمعيشة والرفاهية والعلاج .

كم منا مثل قريبي هذا يعيش على هامش الحياة ؟!

المؤتمرات الطبية .. وعصر الفضائيات

شاركت في الشهرين الأخيرين ، في أكثر من ندوة طبية عقدت في المملكة . أثارت هذه الندوات في نفسي بضع خواطر عن الفارق بين اليوم والأمس .

والأمس الذي أتحدث عنه كان قبل نحو ثلاثة عقود . عدت يومها من بعثتي الدراسية في أمريكا وكانت الندوات والمؤتمرات الطبية شيئاً جديداً في بلادنا ، وإن عقدت فهي ندوات محدودة ومتفرقة لا يكاد يجمع بينها رابط . وكان المشاركون فيها من الأطباء السعوديين قلة سواء في إلقاء المحاضرات أو المداخلات أو المناقشات الجماعية .

أذكر يومها أن المرحوم الصديق الدكتور توفيق التميمي ، عميد كلية الطب بجامعة الملك فيصل بذل جهداً كبيراً ليقنع اللجنة المشرفة على أحد المؤتمرات ـ وكان أعضاؤها من غير السعوديين ـ أن أقوم برئاسة إحدى الجلسات العلمية ، إذ كان حدثاً جديداً أن يقوم طبيب سعودي برئاسة جلسة علمية !

واليوم نجد عشرات المؤتمرات والندوات واللقاءات الطبية تعقد خلال العام ، ونجد أكثر الجلسات العلمية يرأسها أطباء اختصاصيون وعلماء من أبناء الوطن .

لغة المؤتمرات كانت اللغة الإنجليزية ، ثم بدأت اللغة العربية تسفر عن وجهها على استحياء . وهي اليوم تزاحم اللغة الإنجليزية في كثير من المؤتمرات والندوات متحدية الظانين بأنها غير قادرة على التعبير العلمي .

يومها كانت المحاضرات تلقى من وراء المنبر إلقاء ، ثم بدأت تتسلل وسائل الإيضاح مثل الشفافيات والشرائح الملونة ، والآن زحزحتها جميعاً (البوربوينت) كوسيلة للإيضاح .

كان المستفيدون من الندوة هم فقط الحضور في قاعة المحاضرات ، واليوم مع التقدم المذهل في وسائل الاتصال عبر الفضائيات والإنترنت أصبح بإمكان أي إنسان في أقصى المعمورة أن يشارك في مؤتمر يعقد في الطرف الآخر منها عبر الأقمار الصناعية أو

الكوابـل المحوريـة ، وأن يشـارك فيمـا يدور فيهـا مـن نقـاش وحـوار بالصوت والصورة.

هذه التقنية سوف تفتح المجال مستقبلاً لتقنية الواقع الافتراضـي ، ومـا توفره من صـور ثلاثيـة الأبعاد .. حتـى لتكـاد تصـافح المحاضـر وهـو على بعد آلاف الأميال منك.

لا يستطيع المرء أن يجزم بالتغيرات المستقبلية ، ولكن المتوقـع أن مـا سنشهده في مجال تقنية الاتصالات والمعلومات في العقدين القادمين ربما تجاوز ما عرفته البشرية على مدى قرن أو أكثر من الزمان .

وغداً .. يُجري الطبيب العملية عبر شاشة التلفزيون !

هذه مسرحية من فصل واحد .. تدور أحداثها بين طبيب في مستشفاه ، ومريضة في بيتها في الطرف الآخر من المدينة .

المريضة في السبعين من عمرها تعيش وحدها وتعاني من أمراض الشيخوخة والكبد والضغط والروماتيزم .

تطرق الباب عليها ممرضة لمتابعة حالتها الصحية ، بينما الطبيب في مستشفاه جالس أمام جهاز تليفزيون يصله ببيت المريضة ، يرى ويسمع من خلاله ما يدور بينها وبين الممرضة .

تضع الممرضة السماعة على صدر المريضة فيسمع الطبيب نبضات قلبها ، وتقوم الممرضة بقياس الضغط والحرارة .. فتنتقل النتائج في نفس اللحظة إلى الطبيب !

تأخذ الممرضة قطرة دم من إصبع المريضة وتلقمها في جهاز صغير إلى جانب التلفزيون يقوم بإجراء فحوصات سريعة لكريات الدم الحمراء والبيضاء والصفائح ونسبة الدهون والسكر والغازات في الدم . تظهر النتائج في نفس اللحظة على شاشة التلفزيون أمام الطبيب .

يحتار الطبيب في نتائج الفحوصات ، فيرسلها عبر الأقمار الصناعية إلى اختصاصي في مدينة أخرى . يتبادل الطبيبان الرأي والمشورة ، يعود بعدها الطبيب إلى الممرضة ليعطيها تعليماته بالعلاج عبر شاشة التلفزيون !

هذا السيناريو ليس قصة من قصص الخيال العلمي ، ولكنه واقع عملي يطبق الآن في بعض المستشفيات المتقدمة في الغرب ..

بلمســة أزرار في جهاز الكمبيوتر ، يستحضـر الطبيب التاريخ المرضي لمريضه كما يستحضر جميع فحوصاته المعملية ، ويناقش الحالة مع زملائه في مشارق الأرض ومغاربها ويبعث بفاتورة العلاج إلى شركة التأمين . وقد يأتي اليوم الذي يستطيع أن يجري فيه عملية جراحية عن طريق الواقع الافتراضي (Virtul Reality) .

التشخيص والتطبيب عن بعد ، لن يكون بديلاً عن الاتصال المباشر بين الطبيب والمريض ، بيد أنه إذا أحسن استعماله سوف يخفف من تكلفة الفحص والعلاج إلى ما يقارب النصف .. ويعفي المريض من الانتقال من بيته إلى المستشفى .

وعالم الاليكترونيات في مجال الطب ، طريق طويل لا تزال البشرية تخطو فيه خطواتها الأولى .

(وما أوتيتم من العلم إلا قليلاً) . صدق الله العظيم .

الرعاية الصحية المنزلية

في العقدين الأخيرين برزت الرعاية الصحية المنزلية كبديل أجدى وأقل تكلفة من العلاج في المستشفيات أو المراكز الصحية ، وهي مناسبة لكثير من المرضى الذين تزدحم بهم حالياً المستشفيات ، وفي أمريكا تضاعف عدد المرضى الذي يتلقون الرعاية الصحية المنزلية عشر مرات في العقد الأخير .

في زيارة لي لأمريكا ، اصطحبني صديقي عميد كلية الطب بجامعة اريزونا لزيارة أسرة أمريكية تتلقى رعاية صحية منزلية . رجل وزوجته ، كلاهما تجاوز السبعين من عمره . الزوج يعاني من أمراض السكر والضغط وسبق أن أجريت له عملية في مفصل الركبة تحتاج إلى علاج طبيعي ، والزوجة تعاني من ارتفاع مزمن في ضغط الدم وهشاشة العظام وضعف عام .

كلاهما – كما يقال طبياً – حالته مستقرة ، أي لا يحتاج إلى رعاية الطبيب بقدر ما يحتاج إلى رعاية الممرضة ، وأخصائي العلاج الطبيعي . والذهاب إلى المستشفى قد يعرضهما لخطر العدوى ، بالإضافة إلى مزاحمتها لآخرين قد يكونون أحوج منهما إلى رعاية المستشفى .

قال لي صديقي عميد كلية الطب إنه لو أصبح كل ما قام به من مشاريع في حياته العملية نسياً منسياً ، وذكر له فقط أنه أنشأ مراكز الرعاية الصحية المنزلية في مدينة توسون بولاية اريزونا لكفاه ذلك .

وفي مقال نشر في مجلة النيوزويك ذكر أن التوجه في دول العالم الصناعي ينحو إلى الحد من إنشاء المستشفيات ، بل وإقفال بعضها ، وإحلال برامج الرعاية الصحية المنزلية محلها . كما أن التخصصات الصحية سوف تهب عليها رياح التغيير في العقد القادم . من أهم التخصصات التي ستنتشر وتجد إقبالاً عليها تخصص الرعاية الصحية المنزلية .

في محاضرة عامة ألقيتها في نادي مكة الأدبي قبل سنوات . طُرح عليَّ سؤال عن أكثر ما تحتاج إليه مكة المكرمة من أنواع الرعاية

الصحية ، فأجبت بأنها تحتاج إلى كل أنواع الرعاية الصحية ، وعلى رأسها الرعاية الصحية المنزلية .

أسوق هذا الحديث بمناسبة البحث الذي قدمه الدكتور علي محسن الحازمي لنيل درجة الزمالة في طب الأسرة والمجتمع بكلية طب جامعة الملك فيصل وموضوعه الرعاية الصحية المنزلية في المنطقة الشرقية ، وخلص في بحثه إلى إحصائيات عن أعداد المرضى الذين يحتاجون إلى الرعاية الصحية المنزلية ، والتي لو توفرت لهم لأعفتهم من الذهاب إلى المستشفيات ، ووفرت الكثير من المال والجهد والوقت على أجهزة الرعاية الصحية القائمة . أرجو من المسؤولين عن الصحة في بلادنا ، وهم على ما أعرف أمناء على مسؤولياتهم ، الاهتمام بنتائج هذه الدراسة.

وبالمناسبة مثل هذه المشاريع تحقق عائداً جيداً لأصحاب رؤوس الأموال إذا ما أحسن توجيهها وإدارتها ، ومن ثم فهي دعوة لأصحاب رؤوس الأموال للاستثمار في هذا المجال الحيوي .

الصحة بعد ربع قرن

مـن المتوقـع حـدوث تغيـرات متسـارعة الخطـى في أنمـاط الرعايـة الصحيـة في العـالم بعامـة وفي منطقة الخليج العربي بخاصـة خـلال العقـدين القـادمين . تسـهم فيهـا المتغيـرات الاجتماعيـة والاقتصاديـة والتقنيـة التي نمـر ويمر بها العـالم . نستعرض هنا بعض التوقعـات المستقبلية . والتي أرجو أن نعد لها العدة حتى لا نفاجأ بها . وأن نكون فاعلين فيها ومؤثرين .

أول هذه التغييرات يتعلق بخريطـة الأمراض ، ففي الماضي القريب كانت تنتشر في بلادنا الأمـراض المعديـة مثل الملاريا والبلهارسيا والتراخوما ، وأمراض الطفيليات ، والأمراض الصدرية بين الأطفال . واليوم نجد هذه الأمراض انخفضت معدلاتها إلى حد بعيد ، ليس فقط نتيجة لانتشار الرعاية الصحية وإنما أيضاً وإلى حد بعيد نتيجة للنمو الاقتصادي والغذائي وانتشار التعليم . في مقابل ذلك ازدادت معدلات الإصابة بالأمراض المزمنة مثل السكر وارتفاع ضغط الدم وأمراض القلب والسرطان كردة فعل للتغير الاقتصادي والاجتماعي السريع .

نتوقع في السنوات القادمة مزيداً من الانخفاض في الأمراض المعدية (أمراض الدول النامية) ، والارتفاع في معدلات الأمراض المزمنة (أمراض المدنية الحديثة) نتيجة لعوامل متداخلة يأتي على رأسها :

1- زيادة الأعمار ، ففي كثير من مناطق العالم ارتفع متوسط العمر من 40 سنة في عام 1900م إلى نحو 70 سنة في عام 2000م . ويتوقع أن تصل أعداد متزايدة من البشر إلى سن 125 سنة في عام 2025م .
وبالمناسبة النسـاء أطـول عمـراً مـن الرجـال ، والأسـباب يعرفها كل زوج !

2- أسباب بيئية : منها تناول الوجبات السريعة الدسمة ، وقلة الحركة ، والتدخين ، وتزايد ضغوط الحياة ، والتلوث البيئي

، وارتفاع درجة حرارة الأرض ، وشح المياه ، وتضخم المدن .

يستثنى من الأمراض المعدية بضعة منها يتوقع زيادة انتشارها ، يأتي في مقدمتها مرض الإيدز الذي غدا من أكثر الأوبئة انتشاراً في العالم بخاصة في أفريقيا السوداء، ومرض السل الذي انخفض ثم عاد إلى الارتفاع ربما بسبب سوء استخدام المضادات الحيوية .

وقد تظهر أمراض لم نكن نعرفها من قبل . أمراض يسهم الإنسان في نشرها بجهله وغروره وقصر نظره وتدخله في التوازن البيئي بما يستحدثه من هندسة جينية وأسلحة دمار وما يبنيه من مصانع وما ينشئه من سدود . والحكيم العليم ينذر البشرية بما قد ينتظرها من بلاء إذا تغلب الغرور والحماقة على الحكمة والعقل . "إنما مثل الحياة الدنيا كماء أنزلناه من السماء فاختلط به نبات الأرض مما يأكل الناس والأنعام حتى إذا أخذت الأرض زخرفها وازينت وظن أهلها أنهم قادرون عليها أتاها أمرنا ليلاً أو نهاراً فجعلناها حصيداً كأن لم تغن بالأمس كذلك نفصل الآيات لقوم يتفكرون" . ويا أمان الخائفين .

التغيرات المتوقعة لن تقتصر على خريطة الأمراض وإنما سوف يمس التغيير أسلوب تقديم الخدمات الصحية . والدول المتقدمة صناعياً واقتصادياً تخطط من الآن لتطوير الخدمات الصحية بحيث تتماشى مع التغييرات المتوقعة في خريطة الأمراض وما يصاحبها من تغيرات تقنية واقتصادية واجتماعية حتى تكون فاعلة ومؤثرة ولا يفرض عليها التغيير فرضاً . مستقبلاً لن تحظى المستشفيات بنصيب الأسد في ميزانية الخدمات الصحية ، وسيحل محلها الرعاية الصحية المنزلية ، والرعاية الصحية الإلكترونية (E-health). سوف تغلق بعض المستشفيات أبوابها ، ويعاد تدريب العاملين فيها من أطباء ومساعدين صحيين ليصبحوا قادرين على مواجهة رياح التغيير .

هناك عدة أسباب وراء هذا التغيير المنتظر في أنماط الرعاية الصحية : منها الزيادة المطردة والمتسارعة في تكلفة الرعاية الصحية والتي أصبحت تستقطع أكثر من 10% من ميزانية بعض الدول ، و المخترعات والمكتشفات الحديثة ، وتقنية الكمبيوتر والاتصالات ،

وزيادة الأعمار ، ومن ثم زيادة معدلات الذين سيصلون إلى مرحلة الشيخوخة العالية بما يصاحبها من أمراض مزمنة ، وقد قدرت تكلفة الرعاية الصحية لمن تجاوز الخامسة والستين من العمر فوجدت أكثر من تكلفتها في كل ما سبق ذلك من سنين العمر (ومن نعمره ننكسه في الخلق أفلا يعقلون) .

سوف يتمكن الطبيب مستقبلاً من فحص مريضه وهو في بيته ، يسمع دقات قلبه، ويقيس نبضه ودرجة حرارته ، ويتابع تخطيط قلبه ، ويفحص قطرات من دمه مخبرياً ويشخص مرضه ، ويصف له علاجه إلكترونياً . يفعل كل ذلك وبينهما مسافة ألف ميل وميل .

سوف يهيأ ويدرب أعضاء الفريق الصحي بما فيهم الممرض والممرضة وأخصائي العلاج الطبيعي وخبيرة التغذية على زيارة المرضى في بيوتهم وتقديم الخدمات الصحية إليهم بعيداً عن المستشفى .

سوف يجد كثير من الجراحين أن عليهم أن يعيدوا النظر في ما تعلموه من وسائل الجراحة ، ويهيئوا أنفسهم للجراحات الدقيقة التي تعتمد على المسبار ، وأشعة الليزر ، يجروها وهم في قارة أخرى .

كنت وأنا بعد طالب في كلية الطب أتحدث وزملائي بإعجاب عن أستاذ لنا في كلية الطب نجح في إجراء جراحة استئصال الزائدة الدودية الملتهبة لمريضة فنانة اشترطت أن لا يزيد طول الشق في بطنها عن بضعة سنتمترات . مثل هذه الجراحة يكفي لإجرائها الآن شق طوله بضعة مليمترات .

أما الأطباء الباطنيون فسيجدون أمامهم عالماً فسيحاً لم يكونوا يعرفون عنه إلا القليل حتى عهد قريب ، ذلك هو عالم المورثات (الجينات) ، سوف تفرض الخريطة الجينية نفسها وقد أصحبت تشمل نحو 1400 مورثاً معروفاً حتى الآن ، سوف تحدث طفرة في وسائل التشخيص والعلاج والوقاية . وسوف يتمكن الأطباء من الاكتشاف المبكر لأمراض الإنسان الوراثية وهو بعد جنين في رحم أمه ، يقومون بحذف وإضافة وتعديل الجينات بما في ذلك من إيجابيات تتمثل في الوقاية من كثير من الأمراض ، ومن سلبيات يأتي

في مقدمتها إخلال الإنسان بالتوازن الطبيعي الذي أوجده الله سبحانه في خلقه (إنا كل شيء خلقناه بقدر) .

بقي علينا أن نمضي مع هذه المتغيرات ، مفتوحي العيون والقلوب ، متبصرين ، عسانا أن نحسن الاختيار ، ولا نضيع في الدروب .

ولو سئلت رأيي فيما يجب أن نفعله لنقابل هذه التحديات والمتغيرات المستقبلية قبل أن تفاجئنا . لقلت علينا أن نتقن التخطيط ، بما في ذلك تحديد الأهداف والأولويات، وتخصيص ميزانية عالية لتدريب وإعادة تدريب القوى البشرية ، وإحداث التوازن المطلوب بين الخدمات العلاجية والوقائية ، وتفتيت المركزية بحيث يصبح كل مستشفى ومركز صحي لديه القدرة على التصرف المالي والإداري . وأخيراً وليس آخراً علينا أن نطور برامج التثقيف الصحي بحيث يصبح الناس قادرين على تبني سلوك صحي في الحياة .

اختلاف الأطباء .. رحمة !!

برنـامج لاري كـنج فـي محطـة (سنن) جـديد بـأن يتخـذ مدرسـة فـي أسلوب الحـوار الهـادف والـذكي . قـد تختلـف معـه فـي بعـض آرائـه وتوجهاتـه ، ولكنـك لا تملـك إلا أن تحتـرم طريقتـه فـي إدارة الحـوار ، وفـي حسـن إصـغائه لمحاوريـه ، وفـي عـدم تهجمـه علـى ضـيوف البرنـامج أو مقـاطعتهم بـين لحظـة وأخـرى . آمـل مـن بعـض مقـدمي البرامج التليفزيونية العربيـة أن يتعلمـوا مـن هـذا البرنـامج حسن إدارة الحوار .

أذيعت مؤخراً حلقة في هذا البرنـامج عن قضايا طبيـة استضـاف فيهـا المقدم أربعة أطباء ، وكان الحديث يدور حول عدة محاور ، الـدواء أم الغذاء ؟ الطب الحديث أم الطب البديل ؟ علاقة العقل والـنفس والجسد ومدى تأثيرها على الصحة والمرض.

من بـين المشـاركين فـي البرنـامج الـدكتور ديبـرا شـوبرا وهـو طبيـب هنـدي أنهـى دراسـته الطبيـة فـي بلـده ثـم هـاجر للولايـات المتحـدة الأمريكيـة للتخصـص ، واكتشـف فـي نفسـه موهبـة الحـديث والإلقـاء ، فابتـدع طرقـاً فـي العـلاج تعتمـد علـى الإيحـاء الـذاتي ، والاسـترخاء ، ومحاولـة إيجاد التـوازن الـداخلي للإنسـان ، وأنشـأ مركـزاً فـي كاليفورنيـا أصـبح يرتـاده المشـاهير مـن الأثريـاء ووجهـاء المجتمـع والفنـانين والفنانات .

التقيت به في أحد المؤتمرات واستمعت إلى محاضراته فزاد إيمـاني بما جاء في الأثر من أن من البيان لسحرا . الأطبـاء الثلاثـة الآخرون كل متخصص في مجاله ومتمكن فيه كما بدا من خلال المناقشة .

الظـاهرة التـي لفتـت نظـري فـي الحـوار مـدى التبـاين فـي الآراء بـين المشـاركين . أحـدهم يـدعو إلـى العنايـة بـالنفس والعقـل والتركيـز علـى التفكير الإيجابي كحل لكثير من المشاكل الصحية إذ هو – فيمـا يـرى –يرفـع مـن المناعـة ويقـوي أجهـزة الـدفاع ويسـهم فـي التغلـب علـى الأمـراض . بيـد أن هـذا الـرأي لا يـروق للآخـرين فيتصـدى لـه أحـدهم بأن في هذا إهمـال فـي الأخـذ بالأسـباب واعتمـاد علـى طـرق لـم يثبتهـا البحث العلمي بعد بصورة قاطعة .

تبنى أحدهم نظرية مؤادها أن الإنسان بعد سن الخمسين يجب ألا يكتفي بالغذاء كمصدر وحيد للفيتامينات ، وإنما يجب أن يتزود بفيتامينات من الصيدلية ، بيد أن هذا الرأي لم يلق ترحيباً كاملاً من المشاركين ، فالموضوع ما زال موضع خلاف .

رأى آخر تبناه أحد المشاركين وهو أهمية الإكثار من تناول الدهون والبروتينات في الطعام كوسيلة لتخسيس الوزن ، ولكن الآخرين يعترضون عليه بأن هذا ريجيم صناعي وأولى منه تغيير أسلوب الغذاء .

لا يتسع المجال لاستعراض ما جاء في هذه الحلقة من آراء ، ولكن بيت القصيد هو أن اختلاف الأطباء أمر حتمي في كثير من القضايا .. لأن البشر لم يؤتوا من العلم إلا قليلاً وما نعرفه من خفايا الطب أقل مما نجهله ، هذا الاختلاف قد يكون رحمة إذا ما اتسم بالموضوعية ، وسعة الصدر ، والحرص على الأمانة العلمية ، والتجرد . وقد يؤدي إلى ضرر بالغ لو اصطبغ بهوى النفس ، والحرص على المصلحة الشخصية ، والاعتداد بالرأي .

71

ممارساتنا الطبية

كنت قد أنهيت دراستي الطبية وحصلت على دبلوم أمراض المناطق الحارة من ألمانيا. وعدت إلى المملكة في إجازة صيف وأنا في طريقي إلى الولايات المتحدة الأمريكية للتخصص في الصحة العامة . أمضيت مع أسرتي نحو شهر في بيت ريفي صغير في منطقة الهدى على مشارف الطائف ، وإلى جوارنا كان يقوم مركز صحي يعمل فيه ممرض .

جعلت أقضي سحابة يومي في المركز الصحي ، أفحص وأعالج المترددين عليه ، وكانت الأوضاع الصحية قبل أكثر من ربع قرن غيرها اليوم ، كانت الأمراض الغالبية يومذاك الملاريا والبلهارسيا والطفيليات المعوية والتراخوما والحمى الروماتزمية وسوء التغذية والإلتهابات الصدرية . وكان أكثر المترددين على المركز الصحي من الأطفال .

كنت أفحص وأعالج من أستطيع علاجه بالإمكانات المحدودة لدي ، وأطلب من الآخرين أو من ذويهم أن يذهبوا بهم إلى مستشفى الملك فيصل بالطائف ، وأعود إلى بيتي في المساء يملؤني إحساس بالرضى .

لم يكن يخطر لي على بال ، أن أسأل نفسي لماذا يأتي الناس إلى المركز الصحي ؟ وهل كان بالإمكان وقايتهم من أمراضهم قبل أن يصابوا بها سواء بالتثقيف الصحي أو إصحاح البيئة ، أو التغذية الصحيحة ، أو الماء النظيف ، أو التطعيم ؟

لم أسأل نفسي ما الذي سيحدث للمريض بعد أن يعالج ويعود إلى بيئته نفسها التي أتى منها ؟ ما مدى احتمال إصابته بالمرض مرة أخرى ؟

ماذا عن المجتمع ؟ هل بالإمكان توعيته وتشجيعه على المشاركة في تخطيط الخدمات الصحية وتنفيذها وتقيمها ؟

اعترف أن أياً من هذه الأسئلة ، لم يكن يخطر لي يومذاك على بال ، فقد كنت نتاج المدرسة الطبية التقليدية التي تعنى بعلاج المريض إذا مرض ، ولا تحفل كثيراً بالظروف الاجتماعية والاقتصادية ، والبيئية

، والغذائية ، والثقافية التي تحيط به وتؤثر على صحته ومرضه ، ولا بوقايته من المرض قبل حدوثه .

هل يصارح الطبيب مريضه ؟

قال لي محدثي (وهو طبيب) شكوت من بحة طارئة في صوتي فذهبت إلى زميـل لـي اختصاصـي فـي الأنـف والأذن والحنجـرة . فحص حنجرتي بالمنظار وقال لي في نهاية الفحص : "يوجد ورم مزعج على حبالك الصوتية" . هذه الجملة هزت كياني وجعلتني استعرض في مخيلتـي كـل أنـواع الأورام الخبيثـة التـي تصيب الحبـال الصـوتية ومضاعفاتها .

مضت عليَّ أيام ، كان كل تفكيري فيها يدور حول المـوت والحيـاة ومستقبل زوجتي وطفلي . وشاء الله أن أكمل فحوصاتي ، فاتضح أن ما ظنه الزميل الطبيب ورماً لم يكن غير حوصلة حميدة سرعان ما أزيلت جراحياً .

لا يكفي أن يكون الطبيب عالماً نطاسياً ، وإنما عليه أن يكون قبل ذلك إنساناً ، يتحسس مشاعر مريضه ، ويحسن انتقاء كلماته وتعابيره وهو يخاطبه ، ويعطي مريضه دائماً فسحة من أمل .

هناك مدرسة في الطب تدعو إلى إخبار المريض بحالته المرضية مهما كانت صعبة أو ميئوساً منها ، بحجة أن ذلك ادعى إلى تحمل المريض مسؤولية نفسه .

هذا الرأي مهما بدا فيه من وجاهة يجب أن لا يؤخذ على إطلاقه ، ولا يطبق على كل مريض . فهناك المريض الذي لا يستطيع أن يواجـه مشكلته بشجاعة . وهناك من قد تصيبه الحقيقة بصدمة فتنهار نفسيته ويفقد الأمل في الشفاء ، وبالتـالي تضعف قدرتـه ممـا قد يؤدي إلـى استشراء مرضه .

على الطبيب إذا رأى من المصلحة أن يصارح مريضه بحقيقة مرضه ومضـاعفاته ، أن يختار لذلك أسلوباً يفتح أمام المريض أبواب الأمل ويرجيه في الشفاء . أو يهمس بالمشكلة إلى قريب لمريضـه يطمئن إلى حكمته وقدرة تحمله .

وصدق الرسول الكريم في قوله "ما كان الرفق في شيء إلا زانه ومـا انتزع منه إلا شانه" .

فن التعامل مع المرض

عشرة أشخاص يصابون بمرض واحد وتنظر إلى ردود أفعالهم وطريقة تعاملهم مع المرض فتجدها مختلفة . هذا الاختلاف يعود إلى فارق التعليم و السن و الجنس بقدر ما يعود إلى طبيعة الإنسان ونظرته إلى الحياة .

صادفتني نماذج لأشخاص ادركوا فن التعامل مع أمراضهم فعايشوها وتعاملوا معها بإيجابية .

اذكر منهم المربي القدير المرحوم الأستاذ محمد فدا . زرته في أيامه الأخيرة في المستشفى بأمريكا ، وعلى مدى ساعة كان حديثه معي كله عن قضايا عامة ولم يتطرق لحظة واحدة لمرضه . كانت ابتسامة الرضى تملأ وجهه ، والهدوء النفسي يغمره ، والطمأنينة تحيط به . وبعد أيام مضى إلى رحمة الله .

ومنهم أديبنا الكبير المرحوم عبد العزيز الرفاعي .. علمت منه بتفاصيل مرضه قبل سنوات من وفاته . وكنا حتى أيامه الأخيرة في المستشفى نزوره فنجده يتمتع بروح معنوية عالية . وتدور أحاديثه مع زائريه حول قضايا عامة لا تمت إلى مرضه بصلة. ذهب إلى الرفيق الأعلى تحيط به السكينة والطمأنينة .

واعرف سيدة أصيبت بمرض عضال وهي حامل . وقدر أطباؤها أن ليس أمامها إلا شهور معدودة ، ونصحوها بإنهاء حملها حتى لا يستفحل المرض ، فأبت وأكملت حملها ووضعت جنينها . ورغم أنف كل التقديرات الطبية .. عاشت سنوات أرضعت فيها طفلها ، ورعته إلى أن درج إلى المدرسة ، ثم ذهبت إلى لقاء ربها ..!

فن التعامل مع المرض .. يعود في جانب منه إلى طبيعة الإنسان وتكوينه الوراثي ، ومن جانب آخر هو أمر مكتسب يتعلمه الإنسان بالتجربة ، وبتبني نظرة إيجابية في الحياة ، وبالتربية المستديمة للنفس .

هموم طبيب

هاتفت صديقي الدكتور ديفيد مورلى وأنا في لندن فدعاني لزيارته في بيته الريفي إذ أن لديه مشكلة يود أن يحدثني عنها . وقبل أن استطرد أود أن أقدم لكم صديقي الدكتور ديفيد مورلى . لاشك في أن بعضكم قد تسامع به . فمنذ عشرين عاماً حظى بجائزة الملك فيصل في الطب تقديراً لجهوده في مجال صحة الطفل . إذ أمضى شطراً من حياته في أفريقيا يبحث ويعلم ويدرب ، زار المملكة عدة مرات كان آخرها ضيفاً على كلية الطب بجامعة الملك فيصل كممتحن خارجي ... وهو الآن متقاعد وقد جاوز السبعين من عمره .

سافرت إليه بالقطار وأنا منشغل البال . ما مشكلته يا ترى ؟ .. هل هو مريض ؟ لا يبدو ذلك من حديثه . هل هو في ضائقة مالية ؟ استبعد ذلك .

ووضعت تساؤلاتي جانباً حتى ألقاه ، ولقيته وفاجأني بمشكلته التي تؤرقه .

مشكلته هي أنه منذ 40 سنة يتحدث ويكتب ويحاور عن صحة الأطفال في البلدان النامية بعامة وفي أفريقيا السوداء بخاصة . اخترع وسيلة بعد أخرى لقياس نمو الأطفال كأداة لتشخيص أمراضهم ، وأسهم ببحوثه ودراساته في تطوير الخط البياني الذي يرسم على بطاقة الطفل ويشير إلى نموه . وحاول أن يبسطه لتقرأه الأم الريفية غير المتعلمة فتقيم من خلاله معدل نمو طفلها ، كمحاولة لنقل الخدمات الصحية من المركز الصحي إلى البيت ، وإشراك العائلة في تخطيط وتنفيذ البرامج الصحية .

المشكلة التي تؤرق الدكتور مورلى هي أنه بعد كل هذه السنوات من الجهد المتواصل لا تزال الأغلبية العظمى من الأمهات في البلدان النامية غير قادرات على استيعاب الخط البياني أو الاستفادة منه في مراقبة نمو أطفالهن .

والآن بعد أن تقاعد عن العمل في مستشفاه ، مازال دكتور مورلى وهو في بيته الريفي يسعى جاهداً لتبسيط الخط البياني حتى تستطيع الأم غير المتعلمة أن تقرأه . مضى يحدثني في حماس الفتى عن

76

الميزان الذي اخترعه لكي تستعمله الأم لوزن طفلها ، وأخذني إلى جراج السيارة ليريني الأداة التي اخترعها لقياس نمو الأطفال في القرى .

أهدي هذه الصورة إلى بعضنا الذي لا يدري ماذا يفعل بأيامه ولا كيف يتعامل مع شيخوخته .

هموم المرضى (1)

شكوى الناس من الرعاية الصحية ليست قاصرة على مجتمع دون آخر . الفرق يكمن في أن الناس في بعض المجتمعات يعبرون عن شكواهم بالتذمر في مجالسهم ومنتدياتهم أو الكتابة إلى الصحافة أو الرفع إلى المسؤولين وربما يكتفون بالشكوى إلى الله . وفي بلد مثل أمريكا هناك محامون متخصصون يرفعون القضية باسمك ، فإذا ما كسبوها احتفظوا لأنفسهم بـ 90% من التعويضات وتركوا لك 10% منها .

أجريت دراسة في دولة قطر عن مدى رضاء الناس عن الرعاية الصحية . وبالرغم من أن الدولة تقدم الرعاية الصحية مجاناً . فالناس هناك مثلهم مثل غيرهم من عباد الله في أي مجتمع لديهم ما يشكون منه . شملت الدراسة نحواً من 1000 شخص من القطريين وغير القطريين . وخلصت إلى أن 65% منهم يعتقدون أن هناك ضرورة لتطوير الخدمات الصحية . تعددت أسباب الشكوى فشملت قلة الأطباء والحاجة إلى زيادة عددهم (64%) ، وصعوبة الحصول على موعد مع الطبيب (61%) ، وطول مدة انتظار الطبيب (77%) ، وعدم الشرح الكافي من الطبيب للمريض (53%) .

التعرف على شكوى الناس من الرعاية الصحية خطوة نحو الإصلاح . ولكن يجب أن نفرق هنا بين طلبات الناس واحتياجاتهم . قد يطلب بعض الناس مزيداً من الأطباء ، أو مزيداً من أسرة المستشفيات ، أو أجهزة ومعدات حديثة . بيد أن هذه الطلبات قد لا تعبر عن حاجاتهم الحقيقية . إذ أن حاجاتهم قد تكون إلى زيادة نسبة التطعيم بين الأطفال أو تنقية مياه الشرب أو إصحاح البيئة .

في دراسة أجريتها عن الوضع الصحي في بعض القرى كنت أسأل الناس عن طلباتهم الصحية . وكانت إجابتهم أكثرها تدور حول رغبتهم في إنشاء مستشفى. في الوقت الذي تتمثل حاجتهم الحقيقية في تطوير برامج التغذية والصحة المدرسية ومكافحة الأمراض المتنقلة والتوعية الصحية ورعاية الأمهات الحوامل .

الطلبات يعبر عنها الناس ، والحاجات يدركها مقدمو الرعاية الصحية . بين الطلب والحاجة توجد عادة فجوة . وكلما تقدم المجتمع اقتصادياً واجتماعياً وتعليمياً ضاقت الفجوة بين الحاجة والطلب . ذلك أن الناس هنا أكثر قدرة على التعبير عن احتياجاتهم الفعلية والاختصاصيون أكثر وعياً وتقديراً لرغبات الناس . وفي التخطيط الصحي لأي برنامج يجب أن يراعى الطلب والحاجة . ما يرغبه الناس وما يعتقده المختصون .

هموم المرضى (2)

الطب رسالة إنسانية والأطباء والممرضون والممرضات هم بعض حملة هذه الرسالة، هذه هي القاعدة ، ولكن في مهنة الطب كما هو الحال في أي مهنة أخرى يوجد دائماً شذوذ عن القاعدة .

هناك أطباء نسـوا رسـالتهم واستغرقهم السـعي وراء المـال فأعمى بصائرهم . نسوا الله فأنساهم أنفسهم .

الكاتب الكبير الأستاذ يحيى حقي يعطي صورة (درامية) لأحد هؤلاء الأطباء في كتابه (خليها على الله) فيقول (لا تبرح ذهني ذكرى جلسة لي مع طبيب فوق مقعدين على الجسر ، عند قرية ، ننتظر إصلاح عجلة السيارة ، تلفنا ليلة غطيسة غابت نجومها .. فإذا بأذني تسمع من تحت الجسر صوتاً خفيضاً يهمس بتوسل ذليل .

يا دكتور ، أنا في عرضك ، أعمل معروف .

يقطع الدكتور كلامـه لي ويلتفت إلى مصـدر الصـوت ، وأنا لا أرى صاحبه ويصرخ:

هات الريال وتعال .

مـا عنديش الليلـة دي ، مـا احكمـش علـى قرش واحد ، مـن فضلـك وإحسانك ، أنا تعبان بالحيل .. حاتفرتك .

ذنبك على جنبك .

سألت الدكتور عن الذي يطلبه منه الرجل ، والعجيب أنه أجابني بلا خجل وهو يضحك ، أنه فلاح يعرفه ، عنده حصوة في المثانة تتحرك أحياناً فتمنعه من التبول، فإذا حدث لـه هذا جرى إلى الطبيب في المركز فسلك له مجرى البول بالقسطرة لقاء ريال لكل مرة .

والقسطرة مش معاك دلوقتي ؟

أيوه

وفيها إيه لو تريحه ، حرام عليك

سيبه دا ابن كلب ، الريال أحسن من عينه .

وقمنا إلى السيارة ولا يزال الشبح من تحت الجسر ينادي

يا دكتور أنا حاتفرتك .

كما قلت هذه الصورة ترسم شذوذاً عن القاعدة . علنا نعني بدروس الثقافة الإسلامية في كليات الطب ، وعلها تتعدى كونها معلومات يستظهرها الطالب لتصبح اتجاهاً نفسياً وعقلياً ينعكس على ممارساته في الحياة .

الأنيميا المنجلية وزواج الأقارب

طرح موضوع الأنيميا المنجلية في ندوة أمراض الدم الوراثية التي عقدت في رحاب برنامج الخليج العربي برعاية صاحب السمو الملكي الأمير طلال بن عبد العزيز . شارك في الندوة مجموعة من العلماء والباحثين والمهتمين بالموضوع ، وأدارها باقتدار فضيلة الشيخ صالح اللحيدان المستشار الشرعي بوزارة العمل والذي اكتشفنا فيه أديباً وشاعراً .

الأنيميا المنجلية أحد أمراض الدم الوراثية . يقول الخالق المبدع : (لقد خلقنا الإنسان في أحسن تقويم) . ولحكمة يعلمها الله سبحانه وتعالى جعل لكل قاعدة شواذ . فكريات الدم الحمراء في تكوينها وفي عملها إعجاز من الإعجاز . مهمتها نقل الأكسجين من الرئتين إلى خلايا الجسم وعددها يقدر بمئات البلايين .. وبالرغم من صغر حجم كريات الدم الحمراء (أكثر من خمسة ملايين كرة حمراء يمكن أن تجتمع على رأس دبوس) فإن الواحدة منها تتركب من مجموعة معقدة من المركبات الكيميائية . ولحكمة يعلمها الله يختل النظام الرائع في تكوين كريات الدم الحمراء عند بضعة محدودة من البشر (تتراوح النسبة بين 1-10 في المائة من السكان) خاصة في أفريقيا أو بين الزنوج في أمريكا .

تبرز مشكلة الأنيميا المنجلية في المملكة أكثر ما تبرز في واحات الأحساء والقطيف، وفي تهامة ، ويعزو بعض الباحثين وجود المرض في هذه المناطق إلى أنها كانت تقام فيها قديماً أسواق للنخاسة . ومن هنا تسللت مورثات المرض من أفريقيا إليها . أما الآن فيكمن السبب الرئيسي في كثرة الزواج بين الأقارب في هذه المجتمعات .

المعاناة التي يعانيها مريض الأنيميا المنجلية متعددة الجوانب .. الآم مبرحة تعاود المرضى بين حين وآخر وأكثرهم من الأطفال ، تضخم في الطحال والكبد ، ضعف وهزال ، تأخر في البلوغ يؤثر على نمو الطفل جسدياً ونفيساً ، حياة مضنية يقضيها المريض في ذهاب إلى المستشفى وإياب منها ، معاناة تمتد إلى أفراد الأسرة فتصيبهم بضغوط نفسية واجتماعية واقتصادية بلا حدود .

الوقاية من المرض سهلة وميسورة ، ولنا عبرة في جزيرة قبرص التي كانت ذات يوم موئلاً للمرض فأصبحت بقرار واحد خالية منه . القرار الذي صدر هو إلزام كل من ينوي الزواج بإجراء فحص بسيط لدمه لاكتشاف المورثات الضعيفة أو المرضية. وإشاعة المعرفة لدى السكان بعلاقة المرض بالتزاوج بين المصابين أو حاملي المرض ، ثم ترك حرية الاختيار لهم . باعتبار أنه لا يوجد إنسان عاقل يرضى بأن يحمل لذريته أمراضاً وراثية هم في غنى عنها .

قوانين الأمراض الوراثية يرجع الفضل في اكتشافها إلى راهب نمساوي كانت هوايته استنبات الزهور بألوانها المختلفة ، فوجد أن هناك قوانين ثابتة تتحكم في انتقال الألوان في السلالات التي يستنبتها . ثم تطور علم الوراثة حتى أصبح بالإمكان معرفة احتمال انتقال مرض وراثي من الأبوين إلى الأبناء . والسؤال هو كيف يمكننا أن نستفيد من هذه المعرفة في الوقاية من الأمراض الوراثية ومنها الأنيميا المنجلية مدار حديثنا ؟

27% من السكان في واحة الأحساء يحملون المورثات المعتلة ، بمعنى أنهم لا يعانون من أي مشكلة مرضية ، ولكنهم قد يورثون المرض لأطفالهم ، ونحو 1% من السكان مصابون بالمرض . واحتمال انتقال مرض الأنيميا المنجلية من الآباء إلى الأبناء يتحقق إذا كان أحد الأبوين يحمل المورثات المعتلة سواء ظهر عليه المرض أو لم يظهر .

وباختصار إذا كان أحد الزوجين صحيحاً فالزواج ناجح طبياً ، وإلا فهو زواج آثم كما عبر عنه أحد المشايخ لأنه يورث الأبناء عللاً وأمراضاً سيعانون منها مدى الحياة .

أما كيف نعرف إذا كان شخص ما يحمل المورثات المعتلة فيتم عن طريق التحليل المعملي للدم قبل الزواج .

الإيدز .. وباء العصر

خدعوك فقالوا إن الإصابة بمرض الإيدز قاصرة على المجتمعات الغربية ، إذ هو أكثر انتشاراً في الدول النامية . وإذا كانت بلادنا بحمد الله من أقل المجتمعات إصابة به ، فإن هذا لا يمنعنا من بذل مزيد من الحرص ومزيد من الاعتصام بديننا وخلقنا ، وبذل مزيد من الجهد في تربية أبنائنا على الخلق الإسلامي القويم . فالمرض لا يعترف بالحدود بين الدول والمجتمعات .

مرض الإيدز من أكثر الأوبئة انتشاراً في العالم بل يعد القاتل الأول في إفريقيا . ولم تفلح بعد كل الجهود التي بذلت في الحد منه .. كما يعتبر جهل الناس به وبوسائل انتقاله السبب الرئيسي وراء انتشاره .

ننعم في بلادنا والحمد لله بالوازع الديني ، نجده في بيوتنا كما نجده في مناهجنا الدراسية ، وننعم بالروابط العائلية الوثيقة . ولكن علينا أن نسعى إلى مزيد من الحذر فهو بين ظهرانينا ، مصادر الخطر منه تكمن في الجهل به وبأسبابه ، وفي السفر إلى الخارج ، وفي العمالة الوافدة ، وفي البطالة التي بدأنا نشهد بوادرها .

الفيروسات ومنها فيروس الإيدز : مثلها مثل الريح لا تحترم الحدود الجغرافية بين البلدان ، والريح قد تأتينا من أي اتجاه . ولا يقي من مرض مثل الإيدز إلا تربية الضمير والخلق .

سأحاول أن أبرز بعض أطراف المشكلة بإحصائيات مستقاة من وثائق الأمم المتحدة، علها تنبهنا إلى خطورة الوضع العالمي والإقليمي . وإلى ضرورة إعطاء الأمر ما يستحقه من اهتمام .

- يتسبب مرض الإيدز في هلاك القسم الأعظم من شبان وشابات العالم النامي .

- الإيدز ليس له علاج معروف حتى اليوم ولكن يمكن الوقاية منه .

- عدد الذين أصابهم المرض حتى الآن منذ اندلاعه في بداية الثمانينيات من القرن الماضي نحو 40 مليون شخص ، ثلثهم من الشباب بين الخامسة عشرة والرابعة والعشرين ، ونسبة الإناث منهم لا تقل عن نسبة الذكور .

- توفي من مرض الإيدز في أفريقيا وحدها 15 مليون نسمة . وفي بعض المناطق من أفريقيا قد تصل نسبة الإصابة به بين السكان إلى 30% .

- يقدر البرنامج المشترك لمكافحة الإيدز في الأمم المتحدة أن عدد المصابين بالمرض في العالم الآن حوالي 10 ملايين ، 65% منهم من الإناث ، منهم 7 ملايين في أفريقيا السوداء ، وحوالي 400.000 في الشرق الأوسط وشمال أفريقيا ، و 650.000 في الأمريكيتين ، و 900.000 في الهند .

- بلغت نسبة الإصابة بالمرض في أوروبا الغربية وأمريكا الشمالية نحو 3 في الألف وفي البلاد العربية نحو 1 من الألف . ولكنها معدلات لا يوثق بها لما يحيط بالمرض من وصمة اجتماعية تدعو إلى تكتمه وعدم الجهر به .

- في دراسات أجريت في 37 دولة وجد في كثير منها أن 50% أو أكثر من الشباب لا يعرفون على وجه التحديد كيفية انتقال المرض أو وسائل الوقاية منه . وأكثرهم تلقوا معارفهم الجنسية من أقرانهم في المدرسة أو الشارع .

مرة أخرى الإيدز وباء العصر ، وفيروسه لا يصده شيء كما تصده التربية المبنية على الوازع الديني والأخلاقي .

في مؤتمر طبي عقد في فنلندا ، نوقش موضوع الإيدز ، وتعددت الآراء حول وسائل الوقاية منه ، ما بين قائل بضرورة استعمال العازل المطاطي للرجال وآخر يدعو إلى الاقتصار في الاتصال الجنسي على شركاء محدودين ، ووقفت في المؤتمر لأقول إن الوقاية الرئيسة من المرض تكمن في الوازعين الديني والأخلاقي اللذين تحتمهما جميع الأديان ، ونظر إلى أكثر الحضور بدهشة كأني آت من المريخ ، فالثقافة غير المسلمة ، لا تنظر للقضية بهذا المنظور ، وتعتبر هذا الطرح مظهراً من مظاهر التخلف .

أمامي ما نشرته الأمم المتحدة من أن معدل الإصابة بالمرض في البلاد العربية 1 في الألف (والاحتمال هو أن النسبة أعلى من ذلك) ، وأن

85

عدد المصابين في الشرق الأوسط وشمال أفريقيا نحو نصف مليون نسمة ، وأن الجهل به وبأسبابه من أكثر الدواعي لانتشاره .

هناك معتقدات خاطئة حيال المرض منها :

- الشذوذ الجنسي هو السبب الرئيس أو الوحيد في انتقاله : هذا غير صحيح بدليل أن نسبة الإناث المصابات به على مستوى العالم لا تقل عن نسبة الرجال. فالمرض ينتشر بالاتصال الجنسي غير المشروع ، وبالحقن الملوثة بالفيروس ، والدم الملوث ينقل من المريض إلى الصحيح ، ومن الأم الحامل لطفلها إذا كانت مصابة بالفيروس ، ولا ينتقل المرض عن طريق المصافحة أو المآكلة أو المشاربة أو الحمامات العامة .

- الكشف المخبري للدم ينبئ عن المرض : وهو تصور غير صحيح . فللمرض مدة حضانة لا تقل عن ثلاثة شهور وقد تزيد ، وفي أثنائها لا تظهر آثار الفيروس في التحاليل المخبرية . في الوقت الذي يكون فيه المريض حاملاً للفيروس ومعدياً به .

- مريض الإيدز تظهر عليه آثار المرض جلية واضحة مثل الهزال والوهن والالتهابات الرئوية : وهذا غير صحيح فقد يحمل الإنسان فيروس المرض ويكون معديا به لسنوات قبل أن تظهر آثاره عليه ، ولعل في قصة الممثل روك هدسن عبرة ، فقد كان في عز فتوته ورجولته ينشر المرض بين معاشريه .

الذي ندعو إليه هو أن تكون طريقتنا في الوقاية من الإيدز وغيره من الأمراض التي تنتقل عن طريق الجنس وإدمان المخدرات ، الثقافة الدينية التي ترسخ السلوك وتبني الشخصية .

الفضيلة .. تقي من الإيدز

يتساءل البعض عن السر في أن أمراضاً فيروسية مثل الجدري وشلل الأطفال والحصبة ، استطاع العلم بفضل من الله أن يجد لها أمصالاً تعطي مناعة ضدها إلى الحد الذي أمكن فيه القضاء على مرض الجدري ، والسعي حثيثاً للقضاء على شلل الأطفال . في الوقت نفسه .. نجد أمراضاً أخرى مثل الإيدز أو الإيبولا أو الملاريا ، لم يتمكن العلم بعد من إيجاد مصل واق لها !

الفيروسات والميكروبات والطفيليات ، مثلها مثل البشر ، فيها الضعيف الذي لا يستطيع أن يقاوم عاديات الزمن أو يصد مكروها يصيبه .. يمكنك أن تصفه بأنه خاضع ، ذليل ، لا يملك من أمره شيئاً .

وفيها القوي الشرس ، الذي يقاوم المكاره ويصد عن نفسه الأعداء ، وله في ذلك وسائل كثيرة منها القدرة على التكيف بل الخداع .

فيروس الإيدز ، مثل يضرب لهذا النوع من الكائنات الدقيقة . فهو فيروس مخادع قادر على التكيف ، بل هو وصولي يستخدم البيئة التي تحيط به !! فإذا ما أصاب هذا الفيروس خلية من خلايا المناعة في الدم ، لم يكسر شوكتها ويشل قدرتها على الدفاع فحسب ، وإنما يغزوها ويستعمرها ، فإذا بها تتحول إلى مصنع حيوي لإنتاج الفيروس نفسه ونشره في الجسم ! فسبحان الذي وزع الحظوظ والقدرات على خلقه ، جعل منهم القوي والضعيف ، والظالم والمظلوم ، القادر والمقدور عليه ، وله في كل ذلك حكمة .

التجارب الآن قائمة على قدم وساق لإيجاد مصل واق من الإيدز ، ولقد بشرت بعض هذه التجارب بنجاح إذ أخذوا فيروسات الإيدز من القردة وأضعفوها .. بأن بتروا بعض أجزائها (ملايين الفيروسات يمكن أن تجمع على رأس دبوس!!) وحقنوها في قردة مكتملة النمو أصابوها بعدوى الإيدز فقاومت المرض ، يعني أنها اكتسبت مناعة ضده ، وهذا يعد فتحاً جديداً في الطب . ولا يزال العلماء ماضين في بحوثهم لاستخلاص المصل المطلوب .

87

وعندما قلنـا في أحـد المـؤتمرات في أوروبـا أن التحكم في مـرض الإيـدز ممكـن (ولا نقول القضـاء عليـه لأن الإيـدز لا ينتقل فقط عن طريـق الجـنس) عنـدما قلنـا أن الـتحكم فـي المـرض ممكـن بإشـاعة الفضيلة نظروا إلينا كما لو كنا قادمين من المريخ .

جولة في مستشفى الملك فهد

دعاني الصديق الدكتور أحمد عاشور ، مدير مستشفى الملك فهد بجدة ، إلى جولة في المستشفى . المستشفى سعته 1000 سرير ويعمل فيه 340 طبيباً و 600 ممرضة ويستقبل في كل عام عشرات الألوف من المراجعين والمرضى المنومين . لا أتحدث هنا عن المستشفى أو عن جهد أخي الدكتور أحمد عاشور فيه ، وإنما أتحدث عن ظاهرة في المستشفى أسعدتني ، ألا وهي مشاركة الأفراد والمؤسسات في توسعة المستشفى وزيادة نشاطاته .

وجدت في زيارتي عدة مشاريع قائمة لتطوير المستشفى ، منها تطوير المعامل وأجهزة الأشعة وإنشاء مركز ترفيهي للسيدات العاملات في المستشفى ، وإنشاء حضانة لأطفالهن . وجدت جناحاً للأشعة المقطعية تكلف إنشاؤه ستة ملايين ريال تبرع بها محسن فاضل ، وقام المسؤولون في المستشفى بوضع لوحة باسمه في مدخل الجناح – بالرغم من اعتراضه – وهو أقل ما يمكن أن يقدم له عرفاناً بالجميل .

ذكر لي الدكتور أحمد عاشور عدة أسماء لأفراد من وجهاء مدينة جدة أوسع الله عليهم من رزقه ، فأسهموا في تطوير المستشفى ، لست في حل من ذكر أسمائهم ، بيد أن عطاءهم مسجل لاشك في ميزان حسناتهم .

هذه المشاريع تتم بمساندة سمو أمير منطقة مكة المكرمة ووزارة الصحة ، وبالتعاون مع مديرية الشؤون الصحية بجدة . ونحن في حاجة إلى المزيد من مثل هذه العطاءات .

تذكرني هذه الظاهرة الحضارية بكلمة قالها مدير عام منظمة الصحة العالمية السابق الدكتور ماهلر "الفرق في مستوى الخدمات الصحية بين المجتمعات يكمن في مدى مشاركة الناس في تخطيط وتنفيذ هذه الخدمات" . المشاركة تحمل معها إحساساً بالإنتماء والعطاء . وهي لا تقتصر على الجانب المادي ، فهناك من يستطيع المشاركة بجهده أو بوقته أو بماله (وما تقدموا لأنفسكم من خير تجدوه عند الله).

قضايا بيئية

تلوث البيئة (1)

قبل بضعة عقود لم نكن نتحدث عن مشكلة التلوث البيئي في بلادنا لأنها لم تكن موجودة ، أو لم تكن كشرت عن أنيابها بعد . واليوم نجدنا نتحدث عنها فنكثر الحديث ، وننبه إلى أن المستقبل ينذر بتضخم المشكلة إن لم نبادر بوضع حلول وقائية وعلاجية لها وبخاصة في المدن الرئيسية وإن لم تقتصر عليها . فمن يذهب منا إلى القرى والهجر يجد أكياس البلاستيك عالقة بالشجيرات حول القرية والهجرة وفي داخلها . ومن يتمشى على الشواطئ يجدها لا تخلو من النفايات وبقايا الطعام وأكياس البلاستيك بالرغم من توافر سلال المهملات .

تحدثنا الإحصائيات عن ارتفاع معدلات غازات أول وثاني أكسيد الكربون وثاني أكسيد الكبريت وأكسيد النيتروجين في المدن الرئيسة إلى مستويات أعلى من المستويات المقبولة صحياً ، وعن تلوث السواحل والمناطق الترفيهية بمياه الصرف الصحي . وتقدر كمية النفايات المنزلية في المملكة بحوالي عشرة ملايين طن سنوياً كثير منها يدفن أو يحرق بأسلوب غير صحي ، دعك من المصانع التي تنشأ في أماكن سكنية ، تنفث أبخرتها وغازاتها في الهواء وتصرف نفاياتها في البيئة المحيطة . حاجتنا ليست إلى القوانين والأنظمة الصارمة بقدر ما هي إلى تنفيذ القوانين والنظم الموجودة . وأدلل على ذلك بكتابات عديدة سطرتها وسطرها معي كتاب آخرون ندعو فيها إلى فرض عقوبات مالية على الذين يلوثون السواحل والحدائق والأماكن العامة بالنفايات والقمائم ، فقد حدثني أكثر من مسئول بأن النظام يفرض مثل هذه العقوبات . والسؤال لماذا لا نراه ينفذ . قضية تلوث البيئة قضية تمس صحتنا وصحة أبنائنا وأحفادنا فأرجو أن نعطيها حقها من الاهتمام .

تلوث البيئة (2)

المشاكل البيئية التي يواجهها كوكبنا الأرضي اليوم والتي سوف يواجهها بأكثر من ذلك في مقتبل الأيام لا يكاد يعدها حصر ، نذكر طرفاً منها :

- استنزاف مصادر المياه . وهناك من يعتقد أن الحروب المستقبلية ستدور رحاها أكثر ما تدور حول المياه .
- الزيادة المتوقعة في درجة حرارة الأرض ، مما يهدد بذوبان الثلوج في القطبين الشمالي والجنوبي إلى الحد الذي قد ينذر بإغراق بعض المدن الساحلية وبخاصة في العالم الثالث .
- تلوث الهواء بمخلفات المصانع والسيارات من أبخرة وغازات وما يتمخض عنها من أمراض .
- التصحر وما يؤدي إليه من تغيير في توازن الحياة النباتية والحيوانية ، وهجرات السكان ، وانكماش التربة الصالحة للزراعة .

هذا قليل من كثير . ونحن في المملكة لسنا بعيدين عن هذه المتغيرات البيئية ، فالحدود الجغرافية بين الدول لا تحول دون انتقال التلوث البيئي ، وكأمثلة على ذلك نذكر أن حادثة المفاعل الذري في تشيرنوبل بالاتحاد السوفيتي تعدت آثارها إلى دول أخرى . والمطر الحمضي الذي تفرزه المصانع الكبرى في شرق أوروبا تتبدى آثاره في الأنهار الميتة في شمالها وغربها ، والسحابة الداكنة التي نتجت عن إحراق آبار البترول إثر غزو الكويت افترشت سماء شرق آسيا .

ندرك الجهود التي تبذلها الدوائر الحكومية لإصحاح البيئة ، ونحتاج إلى المزيد من هذه الجهود ، على أن تدعمها جهود الأفراد والتزامهم بالحفاظ على سلامة البيئة . لا يكفي لتحقيق ذلك برامج التوعية مع أهميتها ، وإنما يجب أن واكبها قوانين صارمة تطبق عل كل من يلوث البيئة .

اكتب وفي ذهني القذى الذي نراه أحياناً على شواطئنا وفي متنزهاتنا وحدائقنا . بعضنا لا يتورع عن ترك بقايا طعامه وشرابه في مجلسه ويقوم عنه بدون أن يكلف نفسه إيداعها في صندوق القمائم على بُعد

أشبار منـه . وأخيراً وليس آخراً فإن الله ليزع بالسلطان مـا لا يزع بالقرآن .

وشهد شاهد من أهلها

عقد مؤخراً مؤتمر دولي في امستردام بهولندا شارك فيه مختصون في علوم البيئة ، يبحثون التحديات التي سوف يواجهها العالم في السنوات القادمة نتيجة التغيرات البيئية .

ولنبدأ القصة من أولها .. الآثار التي تتركها التغيرات المناخية عبر مئات الآلاف من السنين تسجل بقدرة من الخالق المدبر على طبقات الجليد (إنا كل شيء خلقناه بقدر) . هذا السجل الحي يشهد بأنه على مدى نصف مليون سنة مضت كانت التغيرات البيئية والمناخية طفيفة ، إلى أن جاءت الثورة الصناعية فارتفع معها معدل تلوث الهواء ارتفاعاً مفاجئاً نتيجة لما تفرزه المصانع وعوادم السيارات من غازات على رأسها ثاني أكسيد الكربون والميثان وأكسيد الكبريت . وارتفع معدل تلوث مياه البحار والأنهار بالتسربات النفطية والأمطار الحمضية .

في الخمسين سنة الأخيرة تنبه العلماء لمخاطر تلوث البيئة وفساد الهواء وتأثيرها على صحة الإنسان وبخاصة في المدن الصناعية فدقوا أجراس الخطر ، وبدأت الأقمار الصناعية ترصد ، والمؤتمرات العالمية تعقد ، والبحوث العلمية تنشر .

وشهد شاهد من أهلها .. قام مجموعة من العلماء الغربيين في مؤتمر امستردام يعلنون على الملأ أن الخطر البيئي القادم لن يكون موزعاً توزيعاً عادلاً بين البشر .

فالدول النامية في آسيا وأفريقيا سوف تعاني منه أكثر مما ستعاني الدول الغنية . فالدول الغنية ستكون أقدر على درء الخطر بما تملكه من موارد ، ونتيجة للوعي الذي يسود بين الناس ، وللمستوى الاجتماعي والاقتصادي الذي يتمتعون به . وهي مقومات تفتقدها أكثر دول العالم النامي . وبالرغم من أن السبب الرئيسي وراء الاختلال البيئي هو الغازات التي تفرزها المصانع في الدول الصناعية الكبرى إلا أن الضرر سوف ينعكس على طبقات الهواء التي تحيط بالكرة الأرضية ، والتأثر السلبي ستعاني منه أكثر ما تعاني الدول النامية والفقيرة .

94

الخطر القادم متعدد الأوجه والأبعاد ، إذ يقدر العلماء أن أراض منخفضة ستغرقها المياه الناتجة عن ذوبان الجليد نتيجة لارتفاع درجة حرارة الأرض ، وسوف يكون هناك ارتفاع متوقع في معدلات الأمراض المتنقلة خاصة تلك التي تنقلها الحشرات ، وسيواجه العالم فيضانات من جهة وجفافاً وتصحراً من جهة أخرى ومجاعات متوقعة لنقص في الإنتاج والتوزيع الغذائي.

هلا تنبهنا ، خاصة وأن المشاكل البيئية مثلها مثل الرياح لا تعترف بالحدود بين الدول .

التنمية .. وتأثيرها في البيئة

المـؤتمر الـذي عقدتـه وزارة الشـؤون البلديـة والقرويـة فـي مدينـة الريـاض ، عن التنمية وتأثيرهـا فـي البيئـة ، كـان فـي رأيـي ظـاهرة حضارية لأكثر من سبب .

من هذه الأسباب أن لغة المؤتمر كانت اللغة العربية ، وأن الشباب السعودي الذي شارك في فعاليات المؤتمر من محاضرات ومناقشـات يبشر بمستقبل واعد لبلادنا .

قبل ربع قرن مضى ، كانت هناك قلة لا تكاد تذكر من شبابنا ممن تؤهلهم درجاتهم العلمية لأن يشاركوا فـي مثل هذه المؤتمـرات العلميـة .. ناهيك عن أن يرأسوا جلساتها ويديروا ندواتها . وإلى مـا قبل 10 سنوات مضت ، ما كان لمثل هذا المؤتمر أن يعقد باللغة العربية .

طرح في المؤتمر العديد من القضايا التي تتصل بصحة البيئة .. بما في ذلك التنمية المستدامة ، والتوازن البيئي . ومن أهم المواضيع التي استأثرت باهتمـام المشاركين موضـوع الحفـاظ علـى مصـادر الميـاه ، وترشيد استهلاكها وحمايتها من التلوث . ذلك أن شح الميـاه العذبـة سيكون المشكلة الرئيسية التي ستواجه دول العالم في العقود القادمة .

قضية أخرى استأثرت بالاهتمـام وهـي مشكلة تلـوث الهـواء .. خاصـة مع الزيادة المطردة في استهلاك مصـادر الطاقة ، وعلـى رأسـها وقـود السيارات ، ومـا ينتج عنه من الغازات مثل ثاني أكسيد الكربون .

أديرت حلقات نقاش حول إمكانيـة استثمار النفايات وإعادة تصنيعها حتى لا تصبح مصدراً للتلوث البيئي . وضرب لذلك مثلاً الصناعة الورقيـة التـي تعـد الثالثـة فـي العـالم مـن حيـث الحجـم بعـد صناعتـي المواصلات والاتصالات .

قيل فيما قيل أن المملكة تستهلك سنوياً حوالي 600 ألف طن من الورق ، والتخلص من الطن الواحد من النفايات الورقية يكلف 20 دولاراً .. في حين أن إعادة استخدامه يدر ربحاً لا يقل عن 600 دولار للطـن . بالإضـافة إلـى الـورق ، هنـاك المـواد البلاسـتيكية

وعشرات من المواد الأخرى المستعملة والتي يمكن تدويرها وإعادة
استخدامها .
من أبرز توصيات المؤتمر .. التوصية الخاصة بتوعية الجمهور ،
وفرض عقوبة رادعة على كل من يلوث البيئية . وفي اعتقادي أن
الأخذ بهذه التوصية كفيل بحل الكثير من مشاكل تلوث البيئة .

عودة إلى موضوع البيئة

ذكر الوالد (أحمد السباعي) رحمه الله في كتابه (تاريخ مكة) الواقعة التالية التي تعود إلى بداية القرن التاسع الهجري .

(ومن غريب ما يرويه التاريخ في هذا العهد أن المكلف بأمر التنظيفات في مكة كان يمر في شوارعها وأزقتها فإذا وجد تحت بيت أحدهم شيئاً من القمامة دعا صاحب البيت وأمر بضربه على رجليه . فعل ذلك بعدة أشخاص ، فأمسك الناس عن إلقاء القمامة في الطرق العامة) .

لست من دعاة الضرب على الأقدام أو نصب الفلقة (الفلقة أداة للعقاب يعرفها حق المعرفة أبناء جيلي) ، ولكني من دعاة التشدد في الحفاظ على نظافة البيئة .

لو أننا استعرضنا عشر مشاكل رئيسة تواجه العالم في القرن الحادي والعشرين لأتى تلوث البيئة على رأسها . وأعني بالبيئة كل ما يحيط بالإنسان ويؤثر فيه ويتفاعل معه من هواء وماء ، وأرض وسماء ، وحيوان ، ونبات .

نستطيع في بلادنا أن نستأجر أكبر شركات التنظيف لتنظف لنا مدننا وقرانا ، ولكن الأولى أن نجتهد وسعنا في الحفاظ عليها وعلى نظافتها ، ولذلك وسيلتان :

أولاهما : تربية الإنسان منذ طفولته في البيت والشارع والمدرسة على مبدأ (النظافة من الإيمان) . وهي لعمري طريقة مجدية ، بيد أنها صعبة التحقيق وتحتاج إلى استراتيجية بعيدة المدى ، تشتمل على تطوير نظم التعليم ، ومقومات الثقافة ، وإعادة النظر في كثير من اتجاهاتنا الفكرية والثقافية .

ثانيهما : تطبيق نظام العقوبات على كل من يلوث البيئة .

زرت فيما زرت نيروبي في كينيا ، وباربيدوس في أمريكا اللاتينية ، وسنغافورة في شرق آسيا . وكلها بلدان نامية اقتصادياً وصناعياً ، ولكنها تفرض أنظمة متشددة في نظافة البيئة وفي تطبيق عقوبات صارمة على من يلوثها ، مما جعلها موضع إعجاب كل من زارها لنظافتها .

هذه دعوة إلى الأخوة الكرام أمناء المدن ورؤساء البلدايات – وكلهم فيما أحسب غيور على مدينته – لتطبيق القوانين التي تعاقب كل من يتسبب مباشرة أو غير مباشرة في تلويث البيئة ، أرضها ، وسمائها . ولقد جاء في الأثر (إن الله ليزع بالسلطان ما لا يزع بالقرآن) .

تنظيف البيئة .. عمل مشرِّف

كتب الصديق الدكتور عبد القادر طاش في جريدة "المدينة" مقالاً يعلق فيه على تجربة اليابانيين في قيام طلبة المدارس بتنظيف مدارسهم . كم تمنيت أن ننحو هذا المنحى في مدارسنا الحكومية والخاصة على السواء . بحيث نستغني عن شركات التنظيف وربما مستقبلا عن شركات الصيانة ، على أن يقوم الطلبة أنفسهم بالنظافة والصيانة . بيد أننا لا يمكن أن نطالب التلاميذ بالتنظيف والصيانة ، إذا لم يقم مدرسوهم بإعطائهم القدوة في ذلك !

تغيير الاتجاه والسلوك صعب ، ولكنه ليس مستحيلاً . ولنا في الرسول الكريم قدوة حسنة .. كان يخصف نعله ويرقع ثوبه ويبني بيده الكريمة بيته ومسجده . فغير بالقدوة سلوك صحبه وأفراد المجتمع .

اقرؤوا معي كتاب "تجربتي مع الحقيقة" للمهاتما غاندي ، وانظروا كيف بدأ بنفسه وزوجه في تنظيف المراحيض في المجمعات السكنية "الأشرم" التي ابتدع فكرتها قبل أن يطلب من الآخرين ذلك .

لي شخصياً بضع تجارب في هذا المضمار . منها أننا درجنا في كلية الطب بجامعة الملك سعود على تنظيم رحلات حقلية سنوية تستغرق كل منها نحو أسبوعين . نأخذ فيها طلبة السنوات النهائية في الكلية إلى مناطق ريفية لدراسة الأوضاع الصحية في المجتمع وتقديم بعض الخدمات الصحية .

كانت إحدى رحلاتنا إلى قرية "تمنية" في عسير ، وهناك نفذنا برنامجا لتنظيف القرية استغرق يوما كاملا .. أسهمت فيه البلدية بتزويدنا بالمساحي والزنابيل . وشارك في التنظيف وإزالة النفايات والمخلفات من أزقة القرية وحواريها ، أساتذة وطلبة كلية الطب ، ومدرسو وتلاميذ المدرسة في القرية . وما غربت شمس ذلك اليوم إلا والقرية تكاد تلمع من النظافة!

العبرة هنا ، أننا قبل أن نطالب طلبة الطب وتلاميذ المدارس بحمل المساحي والزنابيل ، الزمنا أنفسنا أساتذة كلية الطب ومدرسي

المدرسة بذلك . كان الجميع يعملون بتفان وبروح الجماعة ، ويسعون معاً إلى هدف مشترك مستشعرين شرف العمل الذي يقومون به .

تجربة أخرى عشناها في تنظيف البيئة يوم أن قمنا برحلة حقلية لفترة أسبوعين إلى قرى خليص بالمنطقة الغربية . كنا خمسة من الأساتذة و 35 طالباً ، وكان الهدف هو دراسة الأوضاع الصحية في المجتمع وتقديم بعض الخدمات الصحية .

سكنا في بيت مهجور يقوم وسط مزرعة . وكان علينا قبل أن نبدأ عملنا أن ننظف البيت بحجراته وساحاته ومراحيضه ، وأن نجلب إليه الماء من بئر المزرعة . وأمضينا اليوم الأول نعمل معاً . الأساتذة والطلبة . في تنظيف مكان إقامتنا ، والبيئة التي تحيط به ، ولم تكن متعة هذا العمل لتقل عن متعة العمل الطبي .

تجربة أخرى اذكرها واعتز بها ، كنا نعقد دورة تدريبية للأطباء في بعض قرى بنجلاديش بتمويل من هيئة الإغاثة الإسلامية العالمية . شارك في الدورة التي استغرقت أسبوعاً 40 من الأطباء البنجلاديشيين العاملين في الريف ، وكان الهدف هو تدريبهم على الدور الذي يمكن أن يقوموا به لتطوير الصحة والحفاظ عليها في المجتمع الريفي ، بما في ذلك تهيئة أفراد المجتمع للإسهام في نظافة البيئة . وخططنا لأن يقوم الأطباء أنفسهم بتنظيف البيئة ليكونوا قدوة للآخرين .

أعلنا قبلها على أهالي القرية التي اخترناها للتجربة أننا سنقوم بتنظيف القرية .. ومن أراد منهم أن يشاركنا فليتفضل . بدأنا العمل في تنظيف القرية من الصباح الباكر وتجمع القوم حولنا في البداية يتفرجون ويعجبون للأطباء وهم يحملون القمامة في المقاطف . ثم ما لبث أفراد منهم أن شمروا عن سواعدهم وشاركونا ، ثم تضاعف العدد وإذا بعشرات ينضمون إلينا . ومضى العمل بجدية وحماس وتنظيم . وما هي إلا سويعات حتى أصبحت القرية نظيفة . . !

كلنا يعرف كيف شارك الشعب الياباني رجالاً ونساءً ، كباراً وصغاراً ، في بعث اليابان بعد كبوتها في الحرب العالمية الثانية ، بأن أزالوا

الأنقاض ، ورمموا المباني والمنشآت ، وأصلحوا ما خربته الحرب .
وكان عملاً جماعياً ، تطوعياً ، واصلوا فيه الليل بالنهار .

المشاركة في الخدمة العامة من فطرة الإنسان التي فطره الله عليها .
كلما تحتاجه هو البيئة الصالحة لتنمو وتثمر . ولست أجد بيئة أفضل
من بيئة المدرسة حيث يمكن للمديرين والمدرسين والتلاميذ أن
يشاركوا معاً في النظافة والصيانة ، ويتعلموا أن العمل اليدوي شرف
، والمشاركة الجماعية متعة ، والاعتماد على النفس فضيلة .

الانفجار السكاني

المتشائمون من الزيادة المطردة في عدد سكان البسيطة ، أكثر عدداً من ا لمتفائلين . يعبر عن رأي المتشائمين روبرت ماكنمارا ، المدير السابق للبنك الدولي .. حيث يشير إلى أن الانفجار السكاني يأتي في الدرجة الثانية في الخطورة بعد الحروب النووية .

يصاحب الزيادة المطردة في عدد السكان زيادة في حجم المدن الكبرى وهذه مشكلة أخرى . فقد قدرت الأمم المتحدة أن عدد السكان يتضاعف في كل 28 سنة في بعض الدول النامية في آسيا وأفريقيا . وفي نفس الفترة الزمنية سوف يزداد سكان بعض المدن مثل دكا وزامبيا ثلاث مرات ، ولاجوس ونيروبي أربع مرات .

سوف يصاحب الزيادة في حجم المدن المزيد من تلوث البيئة ، ونشوء أحياء الجيتو (أحياء العشاش) ، وزيادة معدلات الجريمة والبطالة . ويأتي شح المياه والتصحر وانكماش طبقة الأوزون لتضيف أبعاداً أخرى للمشكلة .

هنا يبرز سؤال : هل الدول الغربية المتقدمة اقتصادياً وصناعياً محقة في تشجعيها بل قل في دفعها للدول النامية لممارسة تنظيم النسل ودعم برامجه بالمال والخبراء ؟

هناك من يقول إن وراء هذا الدعم دوافع غير إنسانية . فالغرب يخشى من تزايد عدد سكان الدول النامية مما قد يطغى مستقبلاً على الحضارة الغربية ، ويضيفون أن أغلب برامج تنظيم النسل في الدول النامية غير مجدية إلا ما كان منها بقوة القانون كما حدث في الصين الشيوعية . على عكس ما حدث في اليابان إذ انخفض معدل الولادات بدءً من الخمسينات الميلادية في القرن الماضي نتيجة للتحسن الاقتصادي والاجتماعي وبدون حاجة إلى فرض النظم أو القوانين أو حتى التوجيه الإعلامي .

وهناك فريق آخر يرى أنه لو ساد السلام بين دول العالم وقلت الحروب والمنازعات، لكفت خيرات الأرض جميع سكانها . ويتذكرون الآية الكريمة: (ولو أن أهل القرى آمنوا واتقوا لفتحنا عليهم بركات من السماء والأرض) .. صدق الله العظيم .

التربية الصحية

التربية الصحية – السهل الممتنع

أحدث كلية طب أنشئت في أستراليا اسمها كلية الصحة والحياة (Health and Life) وهي كلية تخرج أطباء مهمتهم الوقاية والتطوير والعلاج ، وليس العلاج فقط كما يحدث في كثير من كليات الطب التقليدية .

لماذا الصحة والحياة ؟ لسبب بسيط ذلك أن نحواً من 70% من أسباب الأمراض تكمن إما في السلوك الإنساني أو في عوامل البيئة . وإذا نظرنا إلى عوامل البيئة نجد أن كثيراً منها من صنع الإنسان أي أن لها علاقة بالسلوك الإنساني . ومن هنا دعوتي التي رددتها مرارا وأعود فأقولها اليوم ، لو أن وزارات الصحة في دول الخليج العربي استحدثت صندوقاً باسم "صندوق التربية الصحية" يخصص له 1% من ميزانيات الصحة في دول الخليج لكان في ذلك خطوة إيجابية لتطوير الصحة. أدعو وزارات الصحة في دول الخليج مجتمعة لتبني هذه الفكرة ، لأن المشاكل الصحية في دول الخليج واحدة وحلولها متقاربة ، ولما في الاجتماع من قوة وترابط .

التربية الصحية أمر سهل وممتنع في آن واحد . سهل إذا ما عنينا به مجرد نشر المعلومات الصحية بوسائل الإعلام المتعددة . وممتنع أو إذا شئت القول صعب إذا تحدثنا عن تغيير السلوك . ولأعطي مثلاً لما أعنيه .

كنت أجري دراسة عن البلهارسيا في إحدى القرى . اجمع قواقع البلهارسيا من مجرى ماء في واد ، ليتم فحصها فيما بعد في المعمل . عرض عليَّ سائقي المساعدة فرحبت ، وأعطيته ملقطاً وأنبوبة اختبار ليجمع فيها القواقع ، وحذرته من أن يمس الماء جلده فقد يكون ملوثاً بيرقات البلهارسيا .

راح السائق يجمع القواقع وهو في غاية الحذر . لم تمس جلده قطرة ماء . وعندما أذن المؤذن للصلاة شمر عن يديه وساقيه وخاض في الماء ليتوضأ !

المعلومة التي أعطيتها للسائق لم تتحول إلى سلوك . وهذا شأن أغلب برامج التثقيف التي تمارس في مجتمعاتنا . دعونا نتصور أننا ركبنا

المركب الصعب واستطعنا أن نحول بالجهد والمال والتخطيط العلمي السليم برامج التثقيف الصحي من مجرد برامج تعطي المعلومة إلى برامج تهدف إلى تغيير السلوك . ألا تتفقون معي أننا قد نسهم بذلك في الارتفاع بمستوى الصحة وخفض معدلات الوفيات والأمراض والإصابات ، وتهيئة المجتمع للقيام بدوره في تخطيط وتنفيذ البرامج الصحية ، وتهيئة الفرد للقيام بمسؤوليته في الحفاظ على صحته وصحة المجتمع من حوله .

نشرت صحيفة التايمز خبراً مفاده أن وباء الإيدز انتشر في مناطق ريفية في جنوب الصين حتى أن نسبة الإصابة به تعدت 50% من السكان . أي أعلى من نسبة الإصابة بالمرض في أفريقيا حيث وصل معدل الإصابة بالمرض إلى 30% من السكان في بعض المدن . طرق الإصابة بالمرض متعددة من بينها الاتصال الجنسي وتعاطي المخدرات بواسطة حقن ملوثة ، ونقل الدم . يجمع بينها شيء واحد هو جهل الناس بأسباب المرض ودواعيه ووسائل انتشاره .

بيت القصيد في ذكر هذا الخبر هو أن القاعدة الذهبية لرفع المستوى الصحي بين الأفراد والمجتمعات نشر التربية الصحية بينهم ، وأعني التربية الصحية تلك التي تتعدى إعطاء المعلومة إلى تغيير السلوك. أعود فأهمس للمسؤولين عن شؤون الصحة والاقتصاد والتخطيط في دول الخليج العربي بأن يخصصوا 1% فقط من ميزانية الصحة لتخطيط وتنفيذ برامج التربية الصحية بأسلوب علمي . تغيير السلوك الصحي سوف يؤدي إلى صحة أفضل . وبالتالي إلى إنتاج أفضل ومستوى اقتصادي أعلى للفرد والأمة .

التربية الصحية

الرعاية الصحية في دول الخليج العربي تواجهها تحديات عدة يأتي على رأسها الارتفاع المستمر في تكاليف الرعاية الصحية ، وزياد عدد السكان ، والتغيرات المستمرة في خريطة الأمراض . لمواجهة هذا التحدي لابد من اتخاذ عدة إجراءات.

أول هذه الإجراءات تطوير برامج التربية الصحية ، بحيث لا نكتفي فيها بتغيير المعلومات فقط ، وإنما يجب أن نهدف إلى تغيير السلوك .

يحضرني هنا تجربة شخصية . كنت أتحدث في برنامج تلفزيوني عن ضرورة استخدام حزام الأمان في السيارة . وفي لقاء جمعني ببعض أفراد العائلة بعد عرض البرنامج سألتني ابنة صاحب البيت فيما لو كنت استخدمت حزام الأمان وأنا في طريقي إليهم . اعترف هنا أني لم استخدمه يومذاك . المعلومة كانت كاملة وواضحة لدي، ولكنها لم تتحول إلى سلوك . من نافلة القول إني حرصت بعدها كل الحرص على استخدام حزام الأمان .

التربية الصحية التي تهدف إلى تغيير السلوك وليس فقط إيصال المعلومة ، تحتاج إلى إمكانات مالية وبشرية ، كما تحتاج إلى تخطيط علمي ، وإلى تنسيق بين العديد من المؤسسات الحكومية والأهلية في قطاعات الصحة والتعليم والتخطيط والشؤون البلدية والقروية ، ويجب أن ينظر إليها على أنها استثمار في الصحة لا يعادله استثمار آخر .

يجب أن نركز في برامج التربية الصحية على السنوات الأولى من حياة الطفل في البيت والمدرسة . كما أن علينا أن نبدأ بالأمهات في المنازل والمعلمين والمعلمات في المدارس فنهيئهم لكي يغرسوا المفاهيم الصحية السليمة في الأطفال .

الإجراء الثاني .. هو تهيئة أفراد المجتمع ليشاركوا بفعالية في تخطيط وتنفيذ وتقييم الخدمات الصحية . اضرب مثلاً لذلك من دول اسكندنافيا حيث يشارك الأفراد في كل حي من أحياء المدينة وفي كل قرية في تخطيط وتنفيذ الخدمات الصحية. هذه المشاركة تضعهم أمام المسؤولية .

في بلادنا نحتاج إلى تفعيل دور جمعيات أصدقاء المرضى ، وربما إعادة تسميتها لتصبح جمعيات أصدقاء الصحة ، على أن توضع على عواتقها مسؤولية المشاركة في صياغة القرار الصحي . وهذا يستدعي بالضرورة تهيئة أعضاء هذه الجمعيات للدور المطلوب منهم أداؤه .

ثالث هذه الإجراءات .. إعطاء مديريات الشؤون الصحية صلاحيات مالية وإدارية واسعة تسمح لها بالحركة والتصرف بدون الرجوع إلى الإدارة العليا إلا للضرورة. يومها سوف تتفرغ الوزارة للتخطيط والتنسيق والمتابعة والتقييم . الأمر الذي يضع كل مديرية شؤون صحية أمام مسؤوليتها في رفع المستوى الصحي في منطقتها ، في حدود الإطار العام الذي تضعه الوزارة والميزانية المحددة لها .

إنشاء صندوق خليجي للتربية الصحية

في كثير من دول العالم النامي والصناعي على السواء ، نجد تكلفة الخدمات الصحية في ارتفاع مستمر . ولهذا أكثر من سبب . أولها ارتفاع مستوى الصحة وما يتبعه من زيادة سنوات العمر وتضاعف عدد المسنين ، وتكلفة الرعاية الصحية للمسنين أضعاف تكلفتها في سن الشباب . أضف إلى ذلك تكاليف التقنية الحديثة. فكل يوم تشرق فيه الشمس يظهر جديد في وسائل التشخيص والعلاج .

وباختصار فإن مشكلة الارتفاع المطرد في تكلفة الخدمات الصحية أصبحت تؤرق بال المسؤولين في كثير من الدول . وهناك اتجاه عالمي تسانده وتؤيده منظمة الصحة العالمية ألا وهو التركيز على الطب الوقائي كأحد الحلول الجذرية لمكافحة ارتفاع تكلفة الخدمات الصحية . فالوقاية من مرض ما أرخص وأجدى من انتظار حدوثه ومحاولة تشخيصه وعلاجه . وأفضل سبل الوقاية توعية الناس بمسؤولياتهم حيال صحتهم وتوعيتهم بأسلوب الحياة السليم ، الذي يتمثل في الغذاء المعتدل وممارسة الرياضة وعدم التدخين والسياقة الدفاعية والحفاظ على صحة البيئة والاعتدال في كل شيء .

وإذا نظرنا إلى دول الخليج العربي نجد أن ما يصرف تقديراً على الصحة في القطاعين الحكومي والخاص لا يقل عن 30 مليار ريال سعودي سنوياً . لو خصص فقط 1% منها لدعم برامج التربية الصحية أي حوالي 300 مليون ريال سنوياً تصرف على توعية الناس وتهيئتهم للقيام بدورهم في الارتفاع بالمستوى الصحي ، والتبشير بأساليب الحياة الصحية في الغذاء والرياضة والعمل ، لكان هذا أجدى مما يصرف على شراء معدات لا ضرورة لها أو زيادة عدد المنشآت الصحية.

اقترح أن يوضع المبلغ في صندوق مشترك بين دول الخليج العربي . وتنشأ مؤسسة حكومية أو أهلية تعطي لها الصلاحيات الإدارية والمالية التي تكفل لها حرية الحركة والتصرف ويوضع لها برنامج عمل يهدف إلى تصحيح السلوك الصحي لدى الناس.

يصرف من هذا الصندوق على تدريب العاملين الصحيين من أطباء وفنيين ومساعدين صحيين وممرضين وممرضات ويبلغ عددهم في دول الخليج حوالي 200.000 جميعهم يجب أن يدربوا على أهداف ووسائل وطرق التربية الصحية . كما يصرف منه على تدريب فئات مختارة من أفراد المجتمع مثل معلمي المدارس ، وأئمة وخطباء المساجد ، ورجال الأمن والشرطة والدفاع المدني ، وغيرهم كثيرون ممن لهم احتكاك واتصال بالجمهور . ولسوف يسهم الصندوق في إعداد وسائل التدريب وإجراء الدراسات الميدانية التي تعني بسيكولوجية الأفراد والمجتمعات .

مرة أخرى التربية الصحية إذا ما أحسن تخطيطها وتنفيذها استثمار جيد يوفر للمجتمع مستوى أفضل من الصحة ، ونفقات أقل في العلاج ، وقدرة أفضل على الإنتاج . وإذا ما أخذت دول الخليج بهذا الاقتراح فسوف يضاف إلى أوجه التعاون فيما بينها صفحة مشرقة .

لماذا الصندوق الخليجي للتربية الصحية ؟

جاءتني ردود فعل متباينة للفكرة التي طرحتها حيال إنشاء صندوق خليجي للتربية الصحية يخصص له 1% من ميزانية الصحة في دول الخليج العربي ، أي ما يوازي نحو 300 مليون ريال سنوياً . أيدني البعض واعترض البعض الآخر بحجة أن هذه المبالغ من الأولى أن تصرف على تحسين الخدمات العلاجية .

للأصدقاء الذين اعترضوا على اقتراحي أعود فأحدثهم عن أهمية التربية الصحية كأداة لتطوير الصحة لدى الفرد والمجتمع . وأؤكد للمرة المائة بعد الألف أن الذي أعنيه بالتربية الصحية ليس مجرد تغيير المعلومة وإنما تغيير السلوك .

تكمن عوامل المرض أكثر ما تكمن في ظروف البيئة ، أي فيما يحيط بنا من هواء ، وما نشرب من ماء ، وما نأكل من غذاء ، وما نأوي إليه من سكن . ظروف البيئة تمثل جانباً هاماً من مؤثرات الصحة والمرض .. يأتي قبلها أو بعدها أسلوب الحياة . كيف نأكل ونشرب ونعمل ونتعامل مع البيئة . تأتي بعد ذلك عوامل الوراثة ، وهذه مع الخدمات الصحية التي نتلقاها يكونان أقل من ثلث مؤثرات الصحة . هذه كلها تقديرات قد تزيد أو تنقص تبعاً لطبيعة المجتمع ، ولكنها لا تبعد كثيراً عن الواقع . والمحصلة النهائية هي أن البيئة من حولنا وأسلوب الحياة لدى الأفراد يكونان معاً أهم العوامل التي تتحكم في الصحة والمرض .

وللتدليل على أهمية البيئة وأسلوب الحياة كعاملين أساسيين وراء الصحة والمرض ، دعونا نستعرض مجموعة من الأمراض والمشاكل الصحية ونحاول تحديد العامل الرئيس وراءها :

حوادث السيارات (السرعة والإهمال) سرطان الرئة (التدخين) البلهارسيا والملاريا والسل (المستوى الاجتماعي والاقتصادي والغذائي والبيئي) أمراض السكر وضغط الدم (الغذاء والرياضة والضغوط النفسية) .

وإذا ما نظرنا إلى خريطة الأمراض في الدول المتقدمة اقتصادياً مقارنة بالدول النامية، نجد تبايناً شديداً بين هذه وتلك في توزيع

الأمراض مثل الملاريا والبلهارسيا والسل وحوادث السيارات وسوء التغذية وأمراض القلب والسرطان . السبب في هذا التباين يكمن أساساً في الفوارق البيئية وأسلوب حياة الناس ، أكثر مما يكمن في الخدمات الصحية .

عندما انتشر وباء الكوليرا العالمي في بداية السبعينيات من القرن الماضي ، وزحف من شرق آسيا مروراً بأفريقيا إلى أمريكا اللاتينية ، لم يغزو الوباء أوروبا أو أمريكا الشمالية ، ليس ذلك لأن الرعاية الصحية فيهما أفضل ، وإنما لأن الظروف البيئية والمعيشية وأسلوب الحياة أفضل .

أعود فأقول : لو أننا اهتممنا بالتربية الصحية على أسس علمية بهدف تغيير السلوك وليس فقط إعطاء المعلومة ، لاستطعنا أن نرفع من مستوى الصحة ، ونقلل من معدلات الأمراض ، ونخفض من تكلفة الرعاية الصحية . لا أعني بالتربية الصحية مجموعة من المحاضرات تعطى ، أو النشرات توزع ، أو برامج الإذاعة والتلفزيون تبث . كل هذه وسائل قد تكون ناجحة أو لا تكون . وإنما أعني مساعدة الناس من خلال برامج علمية مقننة على تغيير أسلوب حياتهم إلى الأفضل، في مأكلهم ومشربهم وعملهم وراحتهم وسكنهم . وهذا لا يتأتى إلا بعاملين .. المال يصرف على التدريب والأعداد .. والأسلوب العلمي في التخطيط والتنفيذ .

التربية الصحية في المدارس

أتنمى أن تُعطى "التربية الصحية" أهمية قصوى في برامج الدراسة في مختلف مراحلها الابتدائية والإعدادية والثانوية والجامعية .

فالمفاهيم الصحية إذا ما غُرست في أذهان التلاميذ فإنها قمينة بأن تتحول إلى سلوك صحي . ولقد أثبتت الدراسات أن العامل الأساسي في تحديد مستوى الصحة والمرض لدى الإنسان هو سلوكه الشخصي أكثر مما هي الجرثومة أو الميكروب أو الطفيلي .

الصحة ، وأعني بالصحة هنا ، الصحة الشاملة الجسدية والنفسية والعقلية ، هدف ووسيلة في آن واحد . فهي من أثمن ما أعطاه الله للإنسان وبدونها لن يكون عضواً منتجاً في المجتمع .

أجريت دراسة ميدانية عن المعلومات الصحية لدى عينة من تلاميذ المدارس فوجدت غير كافية بل هي متدنية . وأشارت الدراسة إلى أن السبب في ذلك هو أن مادة التربية الصحية تُعطى للتلاميذ ضمن مواد العلوم ، في حين أنها يجب أن تعطى كمادة مستقلة تأخذ حيزاً كافياً في مناهج الدراسة ، على أن لا يُكتفى بتدريسها نظرياً ، وإنما تطبق عملياً .. كأن يقوم التلاميذ بالتدريب على قواعد النظافة الشخصية ، وتنظيف الأسنان ، والرياضة البدنية ، وتنظيف وصيانة المدرسة والبيئة المحيطة بها ، والمشاركة في تخطيط وتشغيل بوفيه المدرسة .. إلخ .

هناك بديل آخر ، وهو أن تُدرس مادة التربية الصحية ضمن المواد الدراسية .. مثل العلوم والأحياء والكيمياء والطبيعية حتى العلوم الشرعية يمكن أن يستفاد فيها من الآيات الكريمة والأحاديث الشريفة التي تتصل بالنواحي الصحية لترسيخ مفاهيم الصحة في أذهان التلاميذ ، على أن يتم التعليم عن طريق الحوار والنقاش واستخدام وسائل الإيضاح ، والممارسة الفعلية .

تقول السيدة هيلاري كيلنتون أن ابنتها تشيسلي هي التي اقنعت جدتها بالإقلاع عن التدخين ، وهذا يذكرني بفترة تقديمي لبرنامج الطب والحياة , إذ وجدت الصغار أكثر استيعاباً للنصائح التي تأتي عرضاً في سياق البرنامج مثل أخطار التدخين ، وأهمية استعمال حزام

الأمـان ، وضـرورة تنظيف الفم والأسـنان ، وغير ذلك مـن المبـادئ الصـحية . ووجـدتهم يلحـون عـلى آبـائهم وأمهـاتهم فـي الأخـذ بهـا وتطبيقها ، ويذكرونهم بها إن نسوها .!

التربية الصحية للتلاميذ لا تقف عند إعطائهم المعلومات الصحية ، وإنما تتعدى ذلك إلى تحويل هذه المعلومات إلى سلوك صحي سرعان ما ينتقل تأثيره إلى الآخرين من أفراد العائلة والمجتمع .

الصحة المدرسية .. إلى أين ؟

شاركت في المؤتمر العربي الأول للصحة المدرسية الذي عقد في لبنان حول (واقع الصحة المدرسية ومستقبلها في العالم العربي) . تنبثق أهمية الصحة المدرسية من أنها تعنى بصحة أطفال المدارس الذين يكونون 30% من مجموع السكان في أي مجتمع. وعندما نتحدث عن الصحة فإننا نعني الصحة الجسدية والنفسية والعقلية والاجتماعية. شارك في المؤتمر أكثر من 150 مشاركاً من مختلف الدول العربية . وطرحت فيه نماذج جيدة من بعض الدول العربية للصحة المدرسية أذكر بعضها على سبيل المثال .

قدمت الدكتورة صباح بن عفيف الحاصلة على زمالة جامعة الملك فيصل في طب الأسرة والمجتمع تجربة حية أجرتها في بعض مدارس الخبر والثقبة ، وقارنت فيها بين وسيلتين من وسائل التثقيف الصحي .

الوسيلة الأولى اعتمدت فيها على تثقيف مجموعة من الطالبات حول نظافة الأسنان عن طريق الوسائل السمعية والبصرية ، وفي تثقيفها للمجموعة الثانية أضافت عنصر الممارسة بأن طلبت من الطالبات أن يحضرن معهن فرش ومعجون الأسنان ويقمن بتنظيف أسنانهن في المدرسة في كل صباح لبضعة أيام . أثبتت التجربة أن عنصر الممارسة أدعى إلى تثبيت السلوك الصحي وجعله جزءاً من الحياة اليومية للإنسان .

تجربة أخرى قدمتها الدكتورة خاتون صنقور المنسقة الوطنية لمشروع التربية الصحية والبيئية لدولة البحرين . خلاصة التجربة أن السلوك الصحي لطلبة المدارس تطور تطوراً كبيراً بإدخال منهج التربية الصحية بأسلوب عملي بحيث يقوم طلاب المدرسة بأعمال النظافة وإصحاح البيئة والزراعة كما يقومون ببعض الأعمال اليدوية . ويشاركون في حلقات النقاش والتمثيل في المسرح المدرسي . وكلها تدور حول تصحيح السلوك الصحي والاجتماعي لدى الطالب . ونجح المشروع في تثبيت كثير من المفاهيم الصحية لدى الطلاب .

مثل هذه التجـارب تؤكد أن السلوك الصـحي السليم هدف أسـاس من أهداف الصحة المدرسية . لا يثبت في أذهان الطلاب بالمحاضرات كما يثبت بالممارسة الفعلية .

خلص المشاركون في المؤتمر إلى تعريف الصـحة المدرسية . بأنها نشاط يهدف إلى تقديم الرعاية العلاجية والوقائية والتطويرية لتلاميذ المدارس ، كما يهدف إلى تثبيت السلوك الصحي السليم بينهم . ومن خلال البحوث التي طرحت في المؤتمر وجد أن الصحة المدرسية في العالم العربي – بالرغم من كل الجهود التي تبذل فيها – تتسم في أغلبها بأنها علاجية . أما جوانب الوقاية والتطوير والتثقيف فيها فمحدودة.

طرحت في المـؤتمر فكرة مشروع لتطوير الصـحة المدرسية على مستوى العـالم العربي. يرتكز علـى إعداد المعلمين والمعلمـات في المدارس ليكونوا (مطوّرين صحيين) والوسيلة إلى ذلك هي تدريبهم على التعرف على الأمراض الشائعة بين طلاب المدارس ، ومعرفة أسبابها ، ومظاهرها ، والاكتشاف المبكر لها ، وطرق الوقاية منها ، والتدريب على وسائل التربية الصحية وتطوير بيئة المدرسة ، وتغذيـة الطلاب.

هذا التدريب يقتضى أن يبذل المعلم نحوا من 10 ساعات أسبوعياً من الدراسة المسـائية ويستعان في تدريبـه بالكتاب وبـرامج الإنترنـت والأسطوانات المدمجة والقنوات الفضائية . يستغرق البرنامج التدريبي نحواً مـن عامين ، وبعد أن يجتـاز المعلم امتحانـات متابعـة وامتحانـاً نهائياً ، يحصل على دبلوم يساعده على الترقية الوظيفية وبذلك يتهيأ المعلمون والمعلمات للتطوير الصحي في المدارس ، ويكونون عونـاً للصحة المدرسية وليس بـديلاً لهـا . محققين بـذلك البعدين الوقائي والتطويري للصحة المدرسية إلى جانب العلاج .

والدعوة موجهة للمؤسسـات التعليميـة لتبني الفكرة وتطويـر آلياتهـا وتنفيذها .

التغذية المدرسة

كل الدراسات تشير إلى أهمية التغذية المدرسية ، إذ توفر للتلاميذ حاجتهم إلى وجبة غذائية خفيفة بين وجبتي الإفطار والغداء .. شريطة أن تكون هذه الوجبة صحية .

فالتلاميذ في هذه الفترة من نموهم الجسدي والعقلي في حاجة إلى غذاء متوازن يجمع بن البروتينات والنشويات والدهون والألياف والفيتامينات والمعادن . وهو أمر يحتاج إلى تخطيط ودراسة ومن ثم يجب أن لا يترك بوفيه المدرسة للاجتهاد الشخصي والذي كثيراً ما يكون دافعه الاستجابة لرغبات التلاميذ وربما حسابات الربح والخسارة .

بعض بوفيهات المدارس – كما قيل لي – تبيع للتلاميذ أصناف الحلويات والمعجنات والفطائر المليئة بالدهون ، كما تبيعهم أصناف المياه الغازية التي تضيف لأجسادهم سعرات حرارية ، ولكنها لا توفر لهم مواد غذائية بناءة .

بوفيه المدرسة إذا أحسن توجيهه قد يفيد في أكثر من جانب .. فهو يسهم في توفير وجبة غذائية متوازنة وبناءة للطالب ، وفي الوقت نفسه يكوّن لديه سلوكا غذائيا جيدا ينعكس عليه وعلى أفراد أسرته . ومن ثم .. فإني أقترح أن ينظر في أمر بوفيه المدرسة من قبل الجهات المختصة ، وأن تصدر بشأنه مواصفات يراعى فيها صحة التلاميذ ، على أن تلتزم المدارس بهذه المواصفات .

التعليم الطبي .. إلى أين ؟

مناهج التعليم الطبي

في كثير من البلدان النامية .. تنتهج كليات الطب والمعاهد الصحية في برامجها التعليمية نهجاً يتبع المدارس الطبية الغربية ، بدون أن تراعى في صياغة برامجها وأهدافها مشاكلها الصحية ، ومواردها المحدودة ، ومن ثم يواجه الطبيب الشاب عند تخرجه من الكلية بأنه غير مهيأ للعمل خارج جدران المستشفى التعليمي بأجهزته ومعداته وإمكاناته التي لا تتوفر في المستشفيات الصغيرة أو المراكز الصحية. يجد نفسه غير مهيأ للعمل في المدن الصغيرة أو القرى والأرياف . وسرعان ما يصاب بالإحباط وعدم القدرة على مواجهة المشاكل التي قد يصادفها والتعامل مع الأمراض في البيئة والمجتمع خارج جدران المستشفى .

أنت كمسؤول صحي تستطيع أن تنشئ مستشفى ضخماً يضم بضع مئات من الأسرة ويعمل فيه ألف طبيب وممرض وموظف إذا ما أنفقت بسخاء . ستأتيك الشركات والمؤسسات لتنشئ المستشفى وتستقدم الأيدي العاملة وتضع اللوائح والأنظمة والقوانين . حاول في المقابل أن تنشئ مركزاً صحياً يخدم 10.000 نسمة ويرتكز على قاعدة علمية سليمة مؤداها الإسهام في الارتفاع بالمستوى الصحي للناس وليس مجرد تشخيص أدوائهم وصرف العلاج لهم .

ستجد أنك تواجه تحدياً كبيراً . فالارتفاع بالمستوى الصحي للناس رهين قبل كل شيء بتصحيح سلوكهم ، ولأضرب لذلك مثلاً بثلاثة أمراض : البلهارسيا ، و البول السكري ، والسرطان . ثلاثة أمراض متفرقة يربط بينها أن سلوك الإنسان هو عامل أساسي وراء حدوثها . البلهارسيا لا يصاب بها الإنسان أو تنتشر في المجتمع ، لو أن المريض الذي يحمل طفيلي البلهارسيا في أمعائه أو جهازه البولي لم يخرج فضلاته عند تجمعات المياه .

والبول السكري ، مع أن الوراثة تلعب دوراً فيه .. إلا أن أعراضه قد لا تظهر ، وإذا ظهرت ، قد لا تصل إلى درجة المضاعفات ، لو عنى الإنسان بغذائه ورياضته.

وكثير من أنواع السرطان له علاقة بالسلوك ، فالتدخين قد يؤدي إلى أورام الرئة والتعرض للإشعاع أو أشعة الشمس الحارقة أو بعض المواد الكيميائية قد يؤدي إلى سرطان الجلد .

الاتجاهات الحديثة في التعليم الطبي (1)

أرسل لي طالب في إحدى كليات الطب بالمملكة يستفسر عن أسلوب التعليم الطبي الذي يعتمد على حل المشاكل ، والمتصل بالمجتمع ، الذي أشرت إليه في بعض حلقات (في ركني) .

انتشر هذا النمط من التعليم الطبي في العقود الثلاثة الأخيرة . وقد انبثقت فكرته من بعض كليات الطب في الغرب مثل ماكماستر في كندا وماسترخت في هولندا ونيوكاسل في انجلترا . وتمارسه الآن عدة مئات من كليات الطب في جميع القارات، تجمعهم رابطة مقرها مدينة ماسترخت في هولندا .

هذا النمط من التعليم الطبي لا يعتمد على المحاضرات يتلقاها الطلبة بقدر ما يعتمد على مشاركة الطلبة في الحوار والتعليم الذاتي والحصول على المعلومات بأنفسهم واعتمادهم أثناء الدراسة على أسلوب حل المشاكل والاتصال بالمجتمع .. وأعطى نموذجاً لذلك .

ينقسم الطلاب إلى مجموعات ، تضم كل منها نحواً من 15 طالبا . تدرس المجموعة مشكلة طبية محددة لمدة أسابيع قبل أن تنتقل إلى مشكلة أخرى . على سبيل المثال: قد تدرس المجموعة حالة طفل مصاب بإسهال حاد وأدخل المستشفى . تناقش المجموعة تحت إشراف أستاذهم مشكلة هذا الطفل . في محاولة للوصول إلى تشخيص حالته . ليس المهم التشخيص في حد ذاته ولكن المهم هو الخطوات التي سوف يتبعونها للوصول إلى التشخيص . تقوم المجموعة بتوزيع المهام فيما بينهم . بعضهم يذهب ليقرأ عن أسباب الإسهال ، والبعض يدرس تشريح الأمعاء ، والبعض يدرس وظائفها ، وآخرون يدرسون الصورة الأكلينيكية للإسهال ، والبعض يذهب لزيارة الطفل بالمستشفى لأخذ التاريخ المرضي من أبويه . ويجتمع الطلبة بعد أيام ليتدارسوا ما حصلوا عليه ويتبادلون المعلومات التي حصلوا عليها ، وليحددوا مواضيع أخرى للدراسة قد يكون منها زيارة أسرة الطفل ومعرفة الأسباب البيئية للمرض ، أو فحص عينات من فضلاته في المختبر .

يمضي الطلبة بضعة أسابيع في دراسة المشكلة ، ويتعلمون من خلال بحثهم ودراستهم طرفاً من علوم التشريح ووظائف الأعضاء وعلم الميكروبات وعلم البيئة والمعامل الطبية . كما يتعلمون وسائل البحث والاستقصاء والحوار ، وتحديد الأهداف ، والعمل الجماعي . أستاذهم الذي يشرف عليهم لا يعطيهم أية معلومات وإنما يساعدهم على البحث عنها .

أثبت هذا النمط من التعليم جدواه في أكثر من جانب . فهو أكثر متعة للدارس ، كما يهيئه للتمرس على التعليم الذاتي ، والعمل الجماعي ، والحوار الهادف ، والاتصال بالبيئة .

وإذا كانت هناك مشكلة أساسية لهذا النمط من التعليم فهو مقاومة بعض الأساتذة له ، لأنهم تعودوا على إلقاء المحاضرات وإعطاء المعلومة بدلاً من مساعدة الطالب على أن يتعلم بنفسه .

إعادة النظر في التعليم الطبي

شاركت في مؤتمر عقد في مدينة براغ بجمهورية التشيك نوقش فيه أحدث ما توصلت إليه جامعات أوروبا في مناهج وأساليب التعليم الطبي ، ومن مداولات المؤتمر والأوراق العلمية التي ألقيت فيه يتبدى جلياً أن التغيرات بل قل الطفرات التي حدثت في العقود الأخيرة في مناهج وأساليب التعليم الطبي لا تقل بحال عن التغيرات التي حدثت في مجال تقنية المعلومات .

الطب كما يدرس اليوم يختلف في كثير من جوانبه عن الطب الذي درسناه في الستينيات من القرن الماضي ، ذلك أنه في كل بضع سنين تتجدد العلوم الطبية . الطبيب الذي لا يتابع هذه التطورات من خلال المؤتمرات والندوات العلمية والقراءة الجادة للمجلات والدوريات الطبية يصبح متخلفاً في علمه وفنه مما قد ينعكس على قدراته في التطبيب والعلاج والوقاية .

في بعض الدول الصناعية أصبح لزاماً على الطبيب أن يدرس ما لا يقل عن 100 ساعة في العام دراسة جادة يتابع فيها الجديد في علوم الطب قبل أن يؤذن له بإعادة التسجيل في نقابته ، وقد أحسنت الهيئة السعودية للاختصاصات الطبية وهي الهيئة المسؤولة عن التعليم الطبي في المملكة باتخاذ قرار مماثل وإن كان على ما أعلم ينتظر التطبيق .

من المقولات المتعارف عليها أن الطالب في كلية الطب يتعلم بعضاً من العلوم التي لا يطبقها ، وعندما يتخرج يمارس بعضاً من الأعمال التي لم يدرسها في كلية الطب. من هنا تحرص المدارس الطبية الحديثة على إعادة النظر في مناهجها باستمرار للتوفيق بين ما يتعلمه الطالب وما يمارسه بعد تخرجه من عمل .

كنا في الكلية الطبية نقضي مئات الساعات في قاعة التشريح نشرح أعضاء الجسم البشري عضواً عضواً ، والآن اختصرت هذه الساعات إلى النصف أو الربع في بعض الكليات وأصبح الطالب يستعين في دراسته للتشريح بالنماذج المشرحة مسبقاً وبالوسائط

المتعددة ، واستعيض عـن الدراسـة التفصيلية للتشـريح بالدراسـة المجهرية للأنسجة والخلايا .

اختصـرت المنـاهج المطولـة التي كنـا ندرسـها في علـوم الحيـوان والنبـات كمـدخل لدراسـة الطـب وعـدل عنهـا إلـى علـوم الإدارة والاجتماع والنفس والأخلاق .

كنـا نمضي الساعات الطويلة في التدريب في المستشفى إلى جانب سرير المريض ، والآن أضيف إليه التدريب خـارج المستشفى .. في البيئة والمجتمع .

أصبح طالب الطب يتدرب على العناية بالأصحاء والمرضى على السـواء ، ويـتم تدريبـه في المستشفى وخارجـه ، كمـا بـرزت أهميـة الطب الوقائي ، والعناية بالصحيح قبل أن يمرض . أصبحت كليات الطب الحديثة تهدف إلى تخريج جيل جديد من الأطباء يعني بتطوير الصحة والوقاية من الأمراض عنايته بعلاج المرضى .

التعليم الذاتي الموجه

كنا ونحن ندرس الطب في الستينيات من القرن الماضي لا نكاد ننتهي من محاضرة إلا لنبدأ محاضرة أخرى . ولا نفرغ من امتحان حتى نشغل بامتحان آخر . أما الآن فقد اتجهت كثير من كليات الطب إلى تخفيض عدد المحاضرات والامتحانات ، وذهبت كلية الطب في ماكماستر بكندا إلى أبعد من هذا ، فمنذ أن يلتحق الطالب بها إلى أن يتخرج منها لا يستمع إلا إلى محاضرات محدودة ولا يعقد له امتحان واحد .

وقبل أن تستولي عليك الدهشة ، دعني أؤكد لك أن الأستاذ والطالب في هذه الكلية كلاهما يبذل مجهوداً مضاعفاً مقارنة بما يبذله الأستاذ أو الطالب في كلية طب تقليدية . فالتعليم في الكلية يتم من خلال التعليم الذاتي وحلقات النقاش . يجتمع الطلاب في مجموعات لا يزيد عدد أفرادها على العشرين ، يطرحون للنقاش مع أستاذهم المشرف مشكلة طبية ، ثم ينفضون ليذهب كل منهم يجمع مزيداً من المعلومات عن المشكلة من خلال القراءة في المكتبة ، أو زيارة المختبر أو المتحف ، أو فحص المريض ، أو زيارة بيته . يعودون بعدها للاجتماع والنقاش وتبادل الآراء.

هذا النمط من التعليم يسمى التعليم المبني على حل المشاكل (PBL) . لم يعد دور الأستاذ فيه تزويد الطلاب بالمعلومات وإنما مساعدتهم على التعلم . قل التركيز على الامتحانات كوسيلة للتقييم فالطلبة يقيمون أنفسهم بأنفسهم . الطالب الذي يتخلف عن جلسات النقاش أو لا يشارك فيه أو في جمع المعلومات بجدية يحاسبه زملاؤه وقد يكتبون عنه تقريراً يؤدي إلى حرمانه من المشاركة مع المجموعة أو ربما فصله من الدراسة .

كنت في زيارة لإحدى الجامعات بأمريكا ضمن مجموعة من عمداء الكليات الطبية نشارك في ندوة عن التطورات الحديثة في التعليم الطبي . وعهد إلينا بتقييم جلسة حوار بين الطلاب ومعهم أستاذهم حول مشكلة طبية . وكان معيار التقييم هو أن الأستاذ الذي ينسى طلبته وجوده بينهم هو الذي يحظى بأعلى الدرجات .

125

نعود إلى قاعدتين أساسيتين في هذا النمط من التعليم تقول أولاهما إن طالب الطب لن يستطيع أن يلم أثناء دراسته بكل العلوم الطبية . ومن هنا يجب أن يهيأ للاعتماد على نفسه بالتعليم الذاتي مدى الحياة .

وتقول القاعدة الثانية إن المعلومة التي يستطيع الطالب أن يحصل عليها بمجهوده الذاتي ، يجب أن لا يشغل الأستاذ بإعطائه إياها . ولما كانت أغلب العلوم الطبية يمكن للطالب أن يحصل عليها بالمجهود الذاتي تحت إشراف وتوجيه فإن دور الأستاذ يجب أن يتحول إلى مساعدة وتوجيه الطالب على كيفية الحصول على المعلومة بدلاً من أن يعطيها له .

طب الأسرة والمجتمع

مع بداية الخمسينيات من القرن الماضي ، أي بعد الحرب العالمية الثانية بدأت رياح التغيير تهب على كليات الطب في كثير من دول العالم ، أسهم في ذلك الاكتشافات الطبية التي أخذت تتوالى متسارعة ، والعلوم الطبية التي أصبحت تتسع وتتفرع ، ما يستحدث منها في بضع سنين يوازي ما تحقق قبل ذلك في عقود .

انعكس ذلك على المهن الطبية . أصبح الطبيب لا يملك أن يلم بفروع الطب المختلفة في سنوات دراسته ومن ثم غدا التخصص ضرورة . بدأ التخصص في أجهزة الجسم البشري ثم تطور الأمر إلى التخصص في علاج عضو من أعضاء الجسم كالقلب أو الرئة أو المعدة ، حتى أصبح هناك من يتخصص في جراحة الغدة فوق الدرقية وحجمها لا يزيد عن حجم الحمصة . كانت النتيجة براعة في علاج المرض يقابله بعد عن الاهتمام الشمولي بالمريض . وكلنا يعرف أن الإنسان جسد وعقل وروح ، ما يمس جانباً منه يمس الجوانب الأخرى .

مع الأيام ظهر اتجاه قوي لإنشاء تخصص يسمى طب الأسرة والمجتمع ، يمضي الطبيب في دراسته ثلاث سنوات بعد درجة البكالوريوس . يصبح بعدها مهيأً للعناية بالمريض عناية شاملة ، ليس ذلك فحسب وإنما يعنى بجميع أفراد الأسرة . ووجد بالتجربة أن طبيب الأسرة المدرب تدريباً جيداً يستطيع أن يغطى نحواً من 80% من احتياجات أفراد الأسرة من الوقاية والعلاج .

ثم تبدى للمخططين الصحيين أن دراسة الطب أصبحت محصورة في عنابر المستشفيات وقاعات المحاضرات مما جعل الطب منفصلا أو يكاد عن البيئة التي تحيط بالإنسان والتي هي العامل الأساس وراء الصحة والمرض . نعني بالبيئة الغذاء الذي يأكله ، والبيت الذي يسكنه ، والماء الذي يشربه ، والهواء الذي يستنشقه ، والعلاقات الاجتماعية والإنسانية التي تربطه بالآخرين . ومع الأيام تبلور اتجاه آخر قوي مؤداه إخراج طالب الطب من داخل جدران المستشفى وقاعات المحاضرات إلى البيئة والمجتمع .

في السبعينيات من القرن الماضي تكونت رابطة من كليات الطب في العالم مركزها مدينة ماسترخت بهولندا ، هذه الرابطة تجمع حالياً أكثر من 300 كلية طب من أنحاء العالم ، تنهج جميعها وعلى درجات متفاوتة أسلوب التعليم الذاتي وجلسات النقاش بدلاً من المحاضرات . كما تجمع بين التدريب في المستشفى وفي المجتمع .

في منطقتنا العربية انضمت عدة كليات طب لهذه الرابطة ونحت منحاها اذكر منها على سبيل المثال كليات طب قناة السويس في مصر ، الخليج العربي بالبحرين ، والجزيرة بالسودان . الطالب في هذه الكليات يغدو مسؤولاً منذ السنة الأولى في دراسته الطبية عن مجموعة من الأسر يزورهم في بيوتهم ويتابع حالتهم الصحية ، ويقوم بتطعيم أطفالهم ضد الأمراض ، ويفحص الأمهات قبل الولادة وبعدها ، ويتابع غذاء الأسرة ونمو الأطفال . وقد أثبت هذا النمط من التعليم الطبي الذي يعتمد على أسلوب التعلم من خلال الممارسة أنه أكثر تشويقاً للدارس، وأكثر تهيئة له لكي يربط بين الطب والحياة . ويمنحه القدرة على التعلّم المستمر .

سوف أوضح مدى الحاجة إلى أطباء الأسرة ببعض الإحصاءات من أمريكا لتوفرها.

قدرت الحاجة في الولايات المتحدة الأمريكية إلى أن يكون نصف الأطباء أطباء أسرة . ولكي يصبح الطبيب اختصاصياً في طب الأسرة عليه أن ينتظم في دراسات عليا لمدة سنتين أو ثلاث سنوات يحصل بعدها على درجة التخصص ، ويكون قادراً حينذاك على علاج أكثر من 80% من الحالات المرضية في المجتمع .

من أجل الوصول إلى هذا الهدف ، تمنح الحكومة الأمريكية الفيدرالية الجامعات والمستشفيات التعليمية في أمريكا ستة بلايين دولار في كل عام لتغيير أهداف وأسلوب التعليم بما يتلاءم مع حاجة البلاد .

بيد أن الجامعات والمستشفيات تنحو منحى آخر ، وهو التركيز على تدريب الأطباء الاختصاصين في فروع الطب الأخرى بدلاً من أطباء الأسرة .. وبالتالي فمن المتوقع أن تواجه الولايات المتحدة الأمريكية

في المستقبل القريب عجزاً في أطباء الأسرة وفائضاً في عدد الأطباء الاختصاصيين في فروع الطب الأخرى .

وستظل الفجوة بين ما هو مطلوب وما هو قائم في الولايات المتحدة الأمريكية ، مـا لـم توجـد وسـيلة تجعـل المنتجـين (كليـات الطـب والمستشـفيات التعليميـة) والمستفيدين (وزارة الصـحة وغيرهـا مـن أجهزة الخدمات الصحية) يخططون معاً وينفذون معاً ، ولو أننا بحثنا في منطقة الشرق الأوسط لوجدنا المشكلة نفسها قائمة . وعلنا نستفيد من تجارب الآخرين في إيجاد حلول ملائمة لنا .

التشريح في كليات الطب

قبل نحو ثلاثين سنة ومع بداية إنشاء كلية الطب في جامعة الملك سعود ذهبت لمقابلة فضيلة الشيخ السيد علوي مالكي في بيته الصيفي بالطائف لأستفتيه في موضوع جواز تشريح طلبة الطب لجثث الموتى ، أفتاني فضيلته يومذاك بأن حرمة الموتى يجب أن تصان عن التشريح . وعندما ذكرت فضيلته بأن طالب الطب يجب أن يتدرب على التشريح ليعرف تركيب الجسم البشري وأدواءه ، اقترح فضيلته أن يتعلم الطالب التشريح على نماذج بلاستيكية . أحب أن اعترف هنا بأني لم أتقبل الفكرة يومها ، وما كنت أتخيل أنه سيأتي يوم يتعلم فيه الطالب في أرقى الجامعات التشريح ليس على النماذج البلاستيكية فحسب وإنما أيضاً بواسطة الكمبيوتر .

منهج التشريح في كليات الطب التقليدية يعد من أطول المناهج وأوسعها حيث يمضي طالب الطب ساعات لا حصر لها في تشريح الجثث . وهنا يبرز سؤال هل يحتاج طالب الطب إلى كل هذه المعلومات في التشريح ليصبح طبيباً . والإجابة أنه لا يحتاج إلا إذا تخصص في الجراحة ، ومن ثم فالأولى أن يستفاد من جزء من هذه الساعات في تدريس الطالب علوماً يستفيد منها بعد التخرج مثل علوم الإدارة ، ووسائل الاتصال ، والسلوك الإنساني ، والأخلاق الطبية ، وكما هو متوقع كان وسوف يظل أكبر المعارضين لهذا التغيير هم أساتذة التشريح ـ وكثير منهم من أصدقائي ـ لما يحمله هذا التغيير من تقليص لمملكتهم الخاصة .

ثم كان السؤال الثاني : هل قيام طالب الطب بالتشريح بنفسه ملكة يحتاجها في عمله كطبيب . وكانت الإجابة مرة أخرى أن لا ، إلا أن يتخصص في علوم الجراحة . ومن ثم خفضت عدد ساعات التدريب العملي للتشريح ، وأعدت نماذج شرحت مسبقاً في المعمل ليتدرب عليها الطالب ، ثم تطور الأمر في السنوات الأخيرة إلى استخدام الكمبيوتر الذي يعطي صوراً ثلاثية الأبعاد ، يريك الدماغ مثلاً في عشرات الأوضاع من داخله وخارجه وجوانبه ومقاطع منه وأؤكد هنا

أن كل هذا لا يغني عن التشريح ولكن يقلل من عدد الساعات التي كانت تبذل فيه .

ثم خطت بعض الكليات الطبية خطوات أخرى . ففي كلية طب ماستريخت بهولندا انشأوا مبنى من أربعة طوابق وفروا فيه نماذج لا حصر لها من وسائل التقنية يتعلم الطالب من خلالها بالمحاكاة (Simulation) كل ما يتصل بالأمراض ، مما قد يغنيه عن فحص المريض . وفي كلية الطب بجامعة ميامي يستطيع طالب الطب أن يتدرب على تشخيص أمراض القلب باستخدام روبوت على هيئة مريض .

أصبح طالب الطب يمضي جزاءً ليس بالقليل من وقت الدراسة في الحصول على معلوماته ودروسه الطبية عن طريق الإنترنت . أما ما تحمله لنا الأيام من تقنيات ووسائط اتصال متقدمة فعلمه عند الله .

التعليم المفتوح .. يفتح باب العلم على مصراعيه

عقد في شهر إبريل الماضي في مدينة شيكاغو بالولايات المتحدة الأمريكية مؤتمر استمر ثلاثة أيام شارك فيه بضع مئات من أساتذة كليات الطب والمعاهد الصحية من مختلف الدول ، ومندوبون من المركز الوطني لمكافحة الأمراض بأمريكا ومن الهيئات الصحية الحكومية والأهلية في الولايات المتحدة . جاءوا جميعهم ليناقشوا موضوع التعليم المفتوح في مجال العلوم الطبية وليتبادلوا خبراتهم وتجاربهم .

على مستوى دول العالم يعمل في مجال العلوم الطبية ملايين الأطباء والفنيين والإداريين ، جميعهم في حاجة إلى مواكبة التطورات السريعة في العلوم الطبية. ومشكلتهم ذات شقين ، أولهما أن الكليات والمعاهد الطبية لا تستطيع أن توفر لهذه الأعداد الكبيرة من العاملين الصحيين احتياجاتهم من التعليم المستمر والتعليم العالي ، وثانيهما أنهم لا يستطيعون ترك أعمالهم للالتحاق بالمعاهد والكليات .

الحل يكمن في التعليم المفتوح أو ما يمكن أن يسمى بالتعليم على رأس العمل . حيث يتلقى العامل في المجال الصحي سواءً كان طبيباً أو فنياً أو إدارياً مناهج الدراسة العليا أو التعليم المستمر فيقرأها ويدرسها وهو في بيته أو في مكان عمله . يبذل نحواً من 10 ساعات أسبوعياً في الدراسة . ويتلقى المواد التعليمية على هيئة كتب أو أشرطة فيديو أو اسطوانات مدمجة أو تصله عن طريق الإنترنت أو الفضائيات . يدرس تحت إشراف أستاذ ، ولكل 20 دارساً استاذ يشرف عليهم ويتابعهم ويجيب على أسئلتهم عن طريق الفاكس أو البريد الإلكتروني كما يعقد لهم امتحانات دورية . وفي كل أسبوع أو بضعة أسابيع يجتمع الدارسون وجهاً لوجه مع أساتذتهم لتلقي المحاضرات والتدريبات العملية .

بهذا الأسلوب العملي تم في العقدين الأخيرين تدريب مئات الألوف من العاملين الصحيين في أمريكا وأوروبا وأستراليا وهم على رأس العمل بدون أن يضطروا إلى ترك أعمالهم .

في بلادنا العربية جميع العاملين في المجال الصحي من أطباء وفنيين وإداريين في حاجة إلى التطوير المستمر . ولا يوجد العدد الكافي من الجامعــات أو المعاهــد التــي تســتطيع أن تســتوعبهم . كمـا أنهـم لا يستطيعون ترك أعمـالهم ليلتحقوا بها إن وُجدت . قد تكون الوسيلة المثلى لهم انتظامهم في برامج للتعليم المفتوح وهم على رأس العمل . بــرامج تيسـر لهم التعليم الذاتي تحت إشراف ، مـع استخدام وسـائل التقنية الحديثة التي تتيح فرصة جيدة للتفاعل بين الطلاب والأسـاتذة المشرفين . بالإضافة إلى اللقاءات العلمية لتلقي المحاضرات والحوار والتدريب العملي .

قصتي مع أستاذي

بعد أن انتهيت من مرحلة الماجستير بأمريكا . وبدأت في الإعداد لمرحلة الدكتوراه، ألح عليَّ سؤال .. كيف أخطو خطواتي الأولى في كتابة رسالة الدكتوراه ؟

ذهبت إلى أستاذي المشرف أفضي له بما في نفسي .

قال : اذهب إلى المكتبة وأبحث عن رسالة دكتوراه (سماها لي) اقرأها وادرسها وتعال ناقشني فيها .

أمضيت أسبوعاً كاملاً أدرس الرسالة وأضع ملاحظاتي عليها ، وعدت إلى أستاذي وقد هيأت نفسي للإجابة على ما قد يطرحه عليَّ من أسئلة ، بالإضافة إلى عشرات التعليقات التي أعددتها عن الرسالة .

سألني أستاذي : هل قرأت الرسالة واستوعبتها ؟

قلت : نعم .

قال : إذن فاعلم أن هذه الرسالة نموذج للرسائل التي لم نعد نقبله في الجامعة . عليك وأنت في صدد الإعداد للدكتوراه وكتابة رسالتك فيها ، أن تبحث عن أنماط أخرى لرسائل الدكتوراه .. ادرسها وتعال ناقشني فيها . توقف أستاذي عند هذا الحد ولم يزد .

خرجت من غرفة أستاذي والشعور بالإحباط يملأ جوانحي . واقتضاني الأمر بعض الوقت لأبحث واتقصى حتى عرفت أن الدراسة التي وجهني أستاذي لها دراسة وصفية ، والمطلوب هو الدراسات التحليلية .

وعندما تبصرت في الأمر ، وجدت أن أستاذي علمني درساً لا يقدر بثمن . علمني أن اعتمد على نفسي في التعليم والدرس والتحصيل .

وحاولت فيما تلا من أيام أن اتبع نفس الأسلوب مع طلابي .. لهم عليَّ الإرشاد والتوجيه ، وعليهم أن يعتمدوا على أنفسهم في البحث والتحصيل .

وعندما اتخذت كلية الطب بجامعة (ماك ماستر) في كندا أسلوب التعليم الذاتي في التعليم ، كان شرطها في اختيار الأستاذ الجامعي

وتعيينه في الكلية ألا يعطي المعلومة للطالب وإنما يساعده في البحث عنها .

أورد هذا الحديث بمناسبة ما قرأته في مجلة اليمامة عن شكوى بعض الطالبات من أن معلماتهن يطلبن منهن أن تكون إجابتهن في الامتحانات منقولة نقل المسطره من دفتر المحاضرات !

نحن أحوج إلى تنمية ملكة التفكير والإبداع أكثر من ملكة الإعادة والتكرار .

إنشاء كلية الطب بأبها

ما ملكت وأنا استمع إلى الكلمات التي ألقيت في حفل وضع حجر الأساس لمدينة الملك خالد الجامعية بأبها ومبادرة صاحب السمو الملكي الأمير عبدالله بن عبدالعزيز بتسميتها جامعة الملك خالد .. إلا أن أعود إلى الوراء 18 عاماً لاسترجع ذكرى الأيام التي ووضعت فيها اللبنات الأولى لصرح الجامعة .

كان ذلك في مطلع عام 1400هـ عندما صدرت الموافقة السامية بإنشاء كلية الطب بأبها . كان لسمو الأمير خالد الفيصل أمير منطقة عسير إسهام كبير في اختيار أبها لإنشاء الكلية ، كما كان للشيخ حسن آل الشيخ وزير التعليم العالي آنذاك - تغمده الله بشآبيب رحمته - الفضل في تبني الفكرة وإبرازها إلى حيز الوجود .

شرفت يومها بتعييني عميداً مؤسساً لكلية الطب . ولم تكن أبها غريبة علي فقد زرتها مراراً في ندوات علمية وبحوث ميدانية . سعدت بهذا التشريف لسببين أولهما التحدي الذي يكمن في إنشاء كلية طب ، وثانيهما لأن هذه الكلية في أبها .

بعد صدور قرار التعيين بأيام رصدت وزارة المالية مبلغ خمسة ملايين ريال لتأسيس الكلية . وبدأنا الخطوات الأولى للمشروع . ارتفقت الطائرة إلى أبها ، حيث استقبلني في المطار الصديق الأستاذ عبد الله أبو ملحة . أمضيت الأيام الأولى في زيارة المسؤولين والتعرف على المنطقة عن قرب والقيام بزيارات ميدانية إلى ضواحي أبها والقرى والضواحي المحيطة بها مثل السودة والقرعاء وتمنيه والواديين لاختيار موقع الكلية . وفي خلال الشهور الأولى من الإعداد للكلية قمت بزيارة عدد من كليات الطب في أمريكا وكندا وبريطانيا وهولندا وماليزيا واستراليا ، للاطلاع على مناهجها ونظم التعليم فيها وتوقيع اتفاقيات تعاون مع بعضها .

قمنا باستضافة أساتذة استشاريين من كليات الطب بجامعات الملك سعود (الرياض سابقاً) والملك عبدالعزيز بجده والملك فيصل بالدمام لوضع الملامح الرئيسية لأهداف كلية الطب بأبها ومناهجها التعليمية . استعرضنا المناهج التعليمية في كليات الطب المختلفة وبعد نقاش

طويل اخترنا أن نستفيد من تجارب الآخرين على أن ننتهج في التخطيط للكلية ووضع أهدافها وبرامجها نهجاً ينبع من حاجة المملكة وظروفها البيئية والاجتماعية الآنية والمستقبلية.

بدأنا مسيرتنا بتحديد الأهداف . ثم تدرجنا في وضع المناهج بدء من السنة الأخيرة. طرحنا على أنفسنا سؤالا : ما الذي نتوقع أن يحصل عليه طالب الطب عند تخرجه من معرفة وخبرة عملية ؟ كانت الإجابة هي أن يكون ملماً بالمشاكل الصحية في المملكة ، وأن يكون قادراً على علاج هذه المشاكل والوقاية منها ، وأن يسهم في التطوير الصحي للفرد والأسرة والمجتمع .

بعد أن انتهينا من وضع الخطوط العريضة للمنهج التعليمي للسنة الأخيرة للكلية شرعنا في وضع ملامح المنهج التعليمي للسنة التي قبلها ، وطرحنا نفس السؤال وأجبنا عليه . وهكذا سنة بعد أخرى حتى انتهينا إلى السنة الأولى . واستغرق الأمر منا بضعة أشهر اكتملت في نهايتها الخطوط العريضة للمنهج التعليمي للكلية .

مازلت أذكر . ونحن نستقبل عمداء وأساتذة كليات الطب من أنحاء العالم ومن منظمة الصحة العالمية واليونسكو في مهمات استشارية ، أننا في كل زيارة لمستشار كنا نصطحبه بطائرة هليكوبتر يوفرها لنا سمو أمير المنطقة إلى مناطق عسير المختلفة.. ننزل به إلى القرى الممتدة على ساحل البحر وفي تهامة عسير ، ونرتقي به إلى المزارع الرابضة على قمم جبال السروات . نلتقي بالناس وندخل بيوتهم ونتجول في أسواقهم . الهدف هو أن يدرك مستشارونا أننا نخطط لإنشاء كلية طب مرتبطة بالحاجة الحقيقية للمجتمع وليست نسخة مكررة من كلية طب في أوروبا أو أمريكا . كانت ردود الفعل من هذه الزيارات إيجابية ومؤثرة في صياغة الأهداف ووضع المنهج التعليمي، ولا تسل عما كان يبديه زوارنا من انبهار بطبيعة عسير الرائعة.

ما زلت أذكر تضافر جهود أهالي أبها من مسؤولين ورجال أعمال وأفراد المجتمع في إحاطة الكلية الوليدة بعنايتهم ورعايتهم وتطلعاتهم لأن تكون نواة لجامعة . ما زلت أذكر بالخير روح التعاون التي

لمستها من زملائي عمداء وأساتذة كليات الطب في المملكة فقد كان لدعمهم ومساندتهم أكبر الأثر في التخطيط للكلية .

واليوم وأنا أشارك في احتفال وضع حجر الأساس لجامعة الملك خالد .. أحمد الله أن وفق ولاة الأمر في بلادنا لإنشاء الجامعة . كلية الطب التي بدأت قبل 18 سنة في فيلا مستأجرة على مشارف أبها ، أخرجت حتى اليوم أكثر من 300 طبيب . أصبحت مع زميلاتها من الكليات الأخرى نواة لجامعة متكاملة نفخر بها ونعتز . ظاهرة حضارية نسأل الله لها أن تزدهر وتنمو في ظل ما حبانا به الله من أمن واستقرار .

كليات الطب والخدمات الصحية

كان الصديق الدكتور عبد الرحمن العوضي أثناء توليه وزارة الصحة في الكويت يشكو من حالة الانفصام بين ما يتعلمه طالب الطب في كليته وما يمارسه في حياته العملية . وهو في ذلك يؤكد مقولة يتردد صداها بين كثير من المخططين الصحيين وأساتذة كليات الطب ، "طالب الطب يدرس علوماً لا يحتاجها في حياته العملية ، ويمارس في حياته العملية مهاماً لم يهيأ لها أثناء دراسته الطبية" .

إذا أردت أن أعطي مثالاً لذلك أذكر مئات الساعات التي يقضيها طالب الطب في تشريح الجسم البشري ، فإذا ما عمل طبيباً عاماً أو اختصاصياً في غير تخصص الجراحة يجد أن كثيراً مما تعلمه من دروس التشريح لا يستفيد منه في ممارسته المهنية، وفي الوقت نفسه نراه يمارس نشاطات في حياته العملية مثل الإدارة الصحية، والتخطيط الصحي، ومتابعة وتقييم البرامج الصحية ومهارات الاتصال لم يتهيأ لها أو يدرسها بقدر كاف في كلية الطب .

في زيارة لي لكلية طب قناة السويس ، وهي كلية تنحو إلى تخريج الطبيب الشمولي الذي يعني بجميع أفراد الأسرة ويهتم بالوقاية والعلاج معاً ، وجدت الأطباء الذين مضى على تخرجهم من الكلية بضعة شهور تخلوا عن المنحى الشمولي الذي تعلموه في كلية الطب ، وأصبحوا يركزون على علاج مرضاهم دون الاهتمام الكافي بالوقاية من الأمراض . ذلك أن نمط الخدمات الصحية الذي أصبحوا يعملون فيه بعد التخرج يركز على العلاج دون الوقاية .

هذه الفجوة بين التعليم الطبي والخدمات الصحية ظاهرة تعاني منها كثير من المجتمعات . وقد ظهرت مؤخراً محاولات جادة لسد هذه الفجوة بين التعليم الطبي والخدمات الصحية . من أفضل الحلول التي طبقت هي أن يكون عميد كلية الطب هو نفسه مدير الخدمات الصحية في المنطقة التي تحيط بالكلية ، يساعده في عمله مساعدان أحدهما أكاديمي يشرف على التعليم الطبي والآخر تنفيذي يشرف على الخدمات الصحية .

تشير الأدبيات الطبية إلى نجاح هذا التنظيم إلى حد بعيد في سد الفجوة بين التعليم الطبي والخدمات الصحية . سوف تبرز دائماً تساؤلات منها ما مرجعية هذا العميد المدير ؟ هل هي وزارة التعليم العالي أم وزارة الصحة ؟ هل يفضل أن تكون خلفيته أكاديمية أم إدارية ؟ طبيب أم غير طبيب ؟

كلها تساؤلات يمكن الإجابة عليها بموضوعية طالماً أن الهدف هو تطوير صحة الإنسان . الفكرة مطروحة للنقاش من قبل المخططين الصحيين وأساتذة الجامعات.

مشاركة المجتمع في الرعاية الصحية (1)

قبل سنوات أجرت منظمة الصحة العالمية دراسة لتقييم الرعاية الصحية الأولية في بضعة مختارة من الدول . وخرجت المنظمة من هذه الدراسة بنتيجة أعلنها رئيس المنظمة آنذاك الدكتور ماهلر خلاصتها أن الدول التي تطورت فيها الرعاية الصحية هي الدول التي كان لأفراد المجتمع مشاركة فعلية في التخطيط والتنفيذ للمشاريع الصحية . ذلك أن الناس بما فطروا عليه من العطاء وباتصالهم الوثيق بقضايا مجتمعاتهم ومشاكلها الصحية يمكن أن تستثمر جهودهم في تطوير الوضع الصحي .

أود هنا أن أعرض لنماذج من مشاركة المجتمع في المشاريع الصحية ، مستقاة من تجارب دولية وتجربتي الشخصية .

كنا نأخذ طلبتنا في السنوات الأخيرة في كلية الطب بجامعة الملك سعود لدراسات حقلية في القرى والأرياف لمدة أسبوعين في كل عام ، ندرس فيها الأوضاع الصحية للمجتمع ونطعم الأطفال ونثقف بعض أفراد المجتمع صحياً . كنا في هذه الرحلات الحقلية نستفيد من استعداد أفراد المجتمع للبذل والعطاء والمشاركة . نشرك معنا بعد فترة تدريب قصيرة مدرسي المدرسة في تثقيف الذكور صحياً ومدرسات المدرسة في تثقيف الإناث ، ونشرك تلاميذ المدرسة في تنظيف القرية ، وعلى الرغم من توفر ميزانية مخصصة من الجامعة لإسكان فريق البحث وتنقلاتهم ، إلا أننا كنا نسكن في بيوت يوفرها أهالي القرية ، ليس بقصد التوفير بقدر ما هو لإثبات فكرة مشاركة المجتمع .

الأطباء والتثقيف الصحي

أجريت في إحدى الجامعات العربية دراسة على مجموعة من الأطباء لمعرفة سلوكهم في حياتهم الخاصة . واختير لذلك أربعة معايير للسلوك . التدخين ، وممارسة الرياضة ، واستعمال حزام الأمان في السيارة , واعتدال القوام .
وانتهت الدراسة إلى النتائج التالية :

17% من الأطباء يدخنون ، و 21% منهم لا يمارسون أي نوع من الرياضة ، بينما 55% يمارسون الرياضة ولكن بشكل غير منتظم .

ووجد أن 33% فقط يستعملون حزام الأمان في السيارة ، و 57% منهم لديهم زيادة في الوزن ، بينما 15% منهم يعانون من السمنة .

هذه النتائج ، تستحق أن نقف عندها ونتساءل : لماذا لا تنعكس ممارسة المهنة على سلوك الأطباء إلا بقدر محدود ؟!

بحثت الدراسة عن مدى إسهام الأطباء في التثقيف الصحي ، ووجدت أن إسهامهم هو الآخر محدود ! تقول نتائج الدراسة إن متوسط الوقت الذي يمضيه الطبيب في فحص المريض وتشخيص مرضه ووصف الدواء له 6 دقائق . فلو افترضنا أنه يقضي 20% من هذا الوقت في التثقيف الصحي لكان معنى ذلك أن الطبيب يعطي دقيقة واحدة من وقته للتثقيف الصحي .

مثل هذه الدراسة يجب أن تنبهنا إلى قضية أساسية وهي أن الأطباء في أغلب دول العالم يتركز تدريبهم على دراسة الجسم البشري والأدواء التي تصيبه ، وتشخيص المرض وعلاجه ، أما حصيلتهم من الطب الوقائي والتطويري وإدراكهم للدور الذي يمكن أن يقوموا به لحماية أفراد المجتمع من الأمراض قبل أن تصيبهم ، وقدراتهم على القيام بهذا الدور .. فهي محدودة !

وإذا كان سكان النصف الشمالي من الكرة الأرضية لا يحتاجون إلى الوقاية - وفي هذا القول كثير من التجاوز – فإن سكان النصف الجنوبي من الأرض يحتاجون إليها ، لأن أغلب أمراضهم يمكن الوقاية منها .

المشكلة أن أكثر الكليات الطبية في العالم العربي ودول العالم النامي استقت مناهجها الدراسية من دول الشمال ، وعلّمت الطب بلغات الشمال ...!

أهمية هذه القضية أنها تتصل بصحة الإنسان .. وهي أغلى ما لديه .

الطب الشمولي

كلما كانت الخدمات الصحية أقرب إلى مكان إقامة المريض كانت أقل تكلفة وأكثر جدوى ، ومن ثم فالقاعدة هي أنك إذا استطعت أن تقدم الرعاية الصحية في المراكز الصحية ، فلا تقدمها من خلال المستشفيات ، وإذا ملكت أن تقدمها في البيت فهذا أفضل . ومن هنا أصبح الاتجاه في الولايات المتحدة الأمريكية وفي أوروبا هو التوسع في إنشاء المراكز الصحية (التي ليس فيها أسرة ولا معدات ولا أجهزة) ومراكز الرعاية المنزلية ، والتقليل من أعداد وأحجام المستشفيات .

أما المشكلة التي تواجهها الولايات المتحدة الآن ، ويتحدث عنها عضو الكونجرس كما يتحدث عنها رجل الشارع فهي الزيادة المطردة في تكاليف الرعاية الصحية بالإضافة إلى التركيز على العلاج دون الوقاية . ومن ثم فالحديث يدور الآن عن الطب الشامل الذي يجمع بين العلاج والوقاية والذي يستخدم فيه إلى جانب الأدوية والعقاقير العلاج بالغذاء والرياضة والاسترخاء . هذا الاتجاه الشمولي في الطب أصبح يتطلب وجود أنماط جديدة من الكليات والمعاهد الطبية تقوم بتدريب أجيال من العاملين الصحيين يتبنون أفكاراً وأساليب جديدة في الممارسة الطبية .

يطرح أحياناً ، سؤال عن معدل الأطباء للسكان دولياً ، والإجابة ببساطة ليست هناك قاعدة ، فالدول تختلف اختلافاً بيناً في هذا الشأن ، كما تختلف في غيره من الشؤون ، ففي دولة صناعية قد نجد طبيباً لكل 500 نسمة بينما نجد في دولة نامية طبيباً لكل 10.000 نسمة . أضف إلى ذلك أن معدل الأطباء للسكان ليس أفضل معيار يقاس به مستوى الخدمات الصحية في المجتمع ، فقد تجد في دولة ما طبيباً لكل 1000 نسمة بيد أن توزيعهم غير متناسق ، فلربما تكدس أكثرهم في العاصمة والمدن الكبرى ولا يغشى الريف إلا القلة ، ولربما كان تدريب الطبيب غير متلائم مع احتياجات المجتمع والبيئة ، مما يجعل قدرته على العطاء محدودة . أو قد تجد التركيز على

143

تدريب الأطباء دون غيرهم من أفراد الفريق الصحي . وهو ما يعرف بالهرم المنكوس .

في كثير من الدول النامية ، نجد الأطباء يدرسون في كليات طبية بُنيت على النمط الغربي ، ويتدربون في مستشفيات جامعية في المدن الرئيسية ، وبعد أن يتخرجوا من كلياتهم تجدهم لا يستطيعون العمل في الريف أو حتى في المدن الصغيرة .. حيث الحاجة إليهم ماسة . قد تجدهم يمارسون طبهم في عيادات خاصة ، يذهبون في التنافس على كسب العيش كل مذهب ، أو يهاجرون إلى بلدان غنية فتكون مجتمعاتهم حرمت منهم ومن عطائهم .

وفي بعض الدول ، يطالب الطبيب الناشئ بأن يعمل لفترة محدودة في الريف ، قبل أن يؤذن له بالعمل في المدينة . ويذهب الطبيب إلى مقر عمله في الريف على كره منه ، بعد أن يكون قد استنفد وسائله في الوساطات ليبقى في المدينة . وفي الريف، لا يجد الإمكانات التي كانت تحيط به أثناء تدريبه في المستشفى الجامعي ، ولا يجد حياة المدينة التي تعود عليها ، ولا السكن الملائم ، أو التعليم المناسب لأبنائه ، أو العلاج الطبي لأسرته ، أو فرص التدريب والتقدم العلمي له ، وقد يقضي سنوات عمله في الريف يعالج الأمر بإمكانات محدودة وفي نفسه حسرة ، وآماله كلها تتركز في الانتقال إلى المدينة . قد ينتهي به الأمر إلى الاستسلام ، أو العثور على واسطة تنقله إلى المدينة ، أو يجد الوسيلة التي يتكسب بها من البسطاء الجهلاء . والقلة هي التي تجد الطريق الصحيح للعطاء .

تعليم الطب باللغة العربية

اللغة .. والجهاز العصبي

شاركت في المؤتمر العربي السابع للأمراض العصبية ، الذي نظمه مستشفى القوات المسلحة بالرياض ، وحضره مجموعة من العلماء والأطباء الاختصاصيين في الأمراض العصبية من المملكة والعالم العربي وأمريكا الشمالية وأوروبا . وأحسن المنظمون صنعا إذ جعلوا الجلسة الأولى من المؤتمر باللغة العربية .

شارك في الجلسة الأولى ، مجموعة كبيرة من الأطباء العرب ، وألقيت فيها بضع ورقات علمية باللغة العربية عن الأمراض العصبية اتسمت بالوضوح والموضوعية ، وجددت الأمل في أن تأخذ الأمة العربية قرارها بتعليم العلوم بلغتها .

وكانت آراء المؤتمرين أكثرها في صف تعليم الطب باللغة العربية في جامعاتنا ، ما عدا أصوات قليلة عارضت أو وقفت موقف المتردد ، وهي في سبيلها إلى الاقتناع إن شاء الله .

في الكلمة التي ألقاها الدكتور عماد الفضلي ، رئيس الاتحاد العربي للأمراض العصبية ، أشار إلى حقيقة علمية وهي أن لغة الأم التي يتعلمها الطفل في سن ما قبل المدرسة تمتزج بجهازه العصبي وهو بعد في مرحلة التكوين , ومن ثم تؤثر في أسلوبه في الحياة وطريقة تفكيره وقدرته على التعبير بما لا يقاس به أية لغة يتعلمها المرء فيما بعد فترة الطفولة .

وأشار بعض المتحدثين في المؤتمر إلى تجارب الدول الأوروبية الصغيرة نسبياً .. مثل السويد والنرويج والدانمارك وفنلندا في تعليم الطب بلغاتها مع اشتراطها على طالب الطب أن يتقن لغة أجنبية واحدة على الأقل .

ولم يفت المتحدثين أن يشيروا إلى تجربة الكيان الصهيوني المغتصب الذي أحيا اللغة العبرية وأصبح يدرس بها كل العلوم في جامعاته .

أما الاعتقاد بأن تعليم الطب باللغة الإنجليزية أو غيرها من اللغات يساعد الطالب على إتقان هذه اللغة أو تلك ، فهو اعتقاد خاطئ ليس له نصيب من الصحة .

فالطبيب في كليات الطب التي تدرس باللغة الإنجليزية في بلادنا العربية بعد دراسته للطب لسبع سنوات لا يملك ناصية اللغة كتابة أو قراءة أو حديثاً إلا أن يدرس اللغة الإنجليزية دراسة منفصلة .

ولقد قلت في كثير من أحاديثي حول هذا الموضوع ، إن تعليم الطب باللغة العربية يجب أن يواكبه أو يسبقه إتقان لغة أجنبية ، على أن لا يحصل الطبيب على شهادته إلا إذا أجاد هذه اللغة واجتاز امتحاناً صعباً فيها .

تعريب الطب

أثار كتابي "تجربتي في تعليم الطب باللغة العربية" ردود فعل أكثرها إيجابية ومشجعة. ويسعدني هنا أن ألخص فكرة الكتاب لمن لم يقرأه .

تعليم الطب باللغة العربية دعوة يحمل لواءها اليوم مئات من أساتذة الطب وقادة الفكر والرأي . وهي دعوة تنبعث من منطلق عقلي وواقع عملي . طالب الطب في أكثر البلاد العربية أداته في تعلم الطب لغة انجليزية لا يجيدها ولا تساعده على إجادة القراءة أو الكتابة أو الحوار . ومن ثم فهو يلجـأ إلــى الملخصـات والمــذكرات والحفـظ ، ويتحاشى الكتب الطبية والمراجع .

في حين أن دولاً صغيرة في أوروبا مثل فنلندا والسويد والدانمارك وهولندا ، وإسرائيل المغتصبة تدرِّس جميعها الطب بلغاتها ، وما من قائل يقول إنها متخلفة في العلوم الطبية ، أو إن لغاتها أغنى من اللغة العربية أو أكثر قدرة منها على الاشتقاق .

أما متابعة الطبيب للجديد في علوم الطب فله وسيلتان . أولاهما أن لا يمنح طالب الطب شهادته النهائية إلا إذا اجتاز امتحاناً عالياً في اللغة الإنجليزية مثل TOFEL عندئذ سوف يحرص الطالب على دراسة اللغة الإنجليزية دراسة جيدة. وهذا ما يفعله طالب الطب في الدول التي ذكرناها . ولا يغيب عن أذهاننا أن 3% فقط من الكلمات في الكتب والمراجع الطبية هي كلمات طبية .

الوسيلة الثانية ، هي أن نجعل ترقية أعضاء هيئة التدريس في كليات الطب رهناً بمقدار ما يؤلفون باللغة العربية وما يترجمون إليها . ولسوف يثري ذلك جامعاتنا بمئات المقالات والكتب الطبية في العام الواحد .

وبعد .. إذا ما شئنا لأنفسنا أن نبدع في العلوم الطبية فعلينا أن نتعلمها بلغة نملك ناصيتها، ألا وهي لغة الأم . وإذا ما أردنا أن يسهم الطب في الارتقاء بصـحة الفرد والمجتمـع ، ولا يقتصر دوره على عـلاج الأمـراض بعد حدوثها ، وأن نهيئ المواطن ليكون له دور إيجابي أكبر في وقاية نفسه ومجتمعه مـن المرض ، فعلينا أن نصل الطب وعلومـه بمشاكل البيئة والمجتمع . ولن يكون ذلك إلا بتعليم الطب باللغة العربية .

من ضمن الرسائل التي وصلتني تعليقاً على كتاب "تجربتي في تعليم الطب باللغة العربية" رسالة من معالي الشيخ جميل الحجيلان سفيرنا – السابق – في باريس .

والشيخ جميل ، كان رئيسي الذي اعتز برئاسته يوم كان وزيراً للصحة .

يقول الشيخ جميل :

(لقد تناولت في كتابك الذي عكفت على مطالعته باهتمام أمراً اختلفت بشأنه الآراء . إلا أن وضوح الرؤية في معالجتك لهذا الموضوع ستساهم في اعتقادي في فهم أفضل لهذا الأمر . ولعل الفقرة التي وردت في أعلى الصفحة 30 من الكتاب تكون واحدة من الدفوع الهامة لإقناع أصحاب الرأي المخالف بما تدعو إليه) .

تقول الفقرة من الكتاب التي تشير إليها رسالة معاليه (إن تدريس الطب في بلادنا العربية بلغات أجنبية هو أولاً وقبل كل شيء هزيمة نفسية .. خاصة إذا علمنا أن طالب الطب – في الغالب – لا يملك أن يكتب صفحة واحدة بلغة إنجليزية سليمة. فلغته الإنجليزية ، هجين من اللغتين العربية والإنجليزية . ولبطء قراءته نجده يعتمد على الملخصات وقليلاً ما يعود إلى المراجع) .

أعود إلى ما سبق أن ذكرته ، وهو أن جميع بلدان أوروبا الغربية تدرس الطب بلغاتها والطب فيها متقدم لا مراء . وكثير منها مثل الدول الاسكندنافية عدد سكانها محدود إذا قيس بالبلاد العربية . طالب الطب هناك مطالب بأن يتقن لغة أجنبية سائدة مثل الإنجليزية أو الفرنسية أو الألمانية . الفائدة المرجوة هي أن طالب الطب إذا تعلم الطب بلغته الأم اتقن ما تعلمه أكثر مما لو درس الطب بلغة أجنبية لا يحسنها . وفي نفس الوقت عليه أن يتقن لغة أجنبية وأن يجتهد في تحصيلها كعلم أساس وليس مجرد وسيلة يتعلم بها علماً آخر .

149

التفكير والتعبير بلغة الأم

وصلتني الرسالة التالية من معالي الأخ الدكتور بكر بن عبد الله بكر ، عندما كان مديراً لجامعة الملك فهد للبترول والمعادن ..

"أخي الدكتور زهير أحمد السباعي :

تلقيت نسخة من كتابكم (تجربتي في تعليم الطب باللغة العربية) ، ولمست دعوتكم المباركة فيه إلى تعليم الطب باللغة العربية وما أوردتموه من حجج وأدلة لدعم هذه الدعوة .

ونحن إذ نشكر لكم هذا الإهداء .. لنؤيد تعليم الطب باللغة العربية لأسباب علمية وعملية ووطنية ، إضافة إلى مسؤوليتنا أمام الله عن إحياء ونشر لغة القرآن الكريم ، فاللغة العربية ليست عاجزة ولا قاصرة عن احتواء العلوم والتعبير عنها بدقة وتوليد المشتقات والمسميات .

وسعتُ كتاب الله لفظاً وغاية
وما ضقتُ عن آي به وعظاتِ
فكيف أضيق اليوم من وصف آلة
وتنسيق أسماء لمخترعات

على أن يتعلم الطالب اللغة الإنجليزية كلغة ثانية ، لأنها أصبحت اللغة الأولى للعلوم الطبية وغيرها ، وتبقى المعضلة الكبرى في إيجاد وتطوير أعضاء هيئة تدريس متميزين يستطيعون الحياة مع التطورات العلمية السريعة والتفاعل معها ثم نقلها بلغة عربية جيدة إلى قاعات الدرس ومختبرات البحث وغرف الممارسة والعلاج .

وفقكم الله وأمدكم بعونه .. ولكم خالص تحياتي واحترامي ؟

وأود أن أؤكد لأخي الكريم د. بكر ، أن الحرص على أن يجيد طالب الطب لغة أجنبية يجب ألا يقل عن الحرص على تعريب الطب . وإجادة لغة أجنبية لا تكون بتدريس الطب بها والدليل على ذلك هو ضعف مستوى اللغة الإنجليزية الذي يعاني منه أكثر طلبة الطب والأطباء في العالم العربي ، مما يقف عائقاً أمامهم في إجادة القراءة والكتابة والحديث باللغة الإنجليزية ، ذلك أن طالب الطب يدور في

دائرة محدودة من الكلمات لا يملك معها ناصية اللغة . وإنما تأتي إجادة اللغة الإنجليزية بدراستها كمادة قائمة بذاتها ، وبالقراءة في الكتب والمجلات والصحف و المراجع الإنجليزية . على أن تسير هذه الدراسة الجادة للغة الإنجليزية جنباً إلى جنب مع دراسة الطب باللغة العربية .

النتيجة المتوقعة ، هي أن حصيلة الطالب من دراسة الطب باللغة العربية ستكون أفضل .. إذ سيقرأ ويكتب ويناقش ويفكر بلغته الأم أي بأداة يملك ناصيتها . وفي نفس الوقت سوف يكون مستواه في اللغة الإنجليزية أفضل بكثير ، ذلك إذا ما أيقن أن أمامه امتحاناً في اللغة الإنجليزية عليه أن يجتازه لكي يحصل على شهادة الطب .

تعريب التعليم العالي والتقني

اطلعت على دراسة قام بها الدكتور عيد الشمري ، عضو مجلس الشورى وعضو هيئة التدريس في جامعة الملك سعود بعنوان "تعريب التعليم العالي والتقني" .. يقول فيها :

"إن من أغرب المفارقات التي تستدعي البحث أن تستمر الدول العربية في تدريس أبنائها بلغة أجنبية ، مع أنها تمتلك لغة من أفضل اللغات ، ومما يبرز المفارقة للطالب العربي أن نظراءه في جميع دول العالم يدرسون في مراحل تعليمهم العالي والتقني وغيرهما بلغاتهم الأم ، أما الطالب العربي فيتلقى معظم تعليمه العالي خصوصاً العملي والتقني في غالبية الدول العربية باللغة الإنجليزية ، التي فرضها الاستعمار لضمان تبعية الأمة العربية علمياً وتقنياً ثم بالتالي اقتصادياً ، واستبعاد إمكانية نبوغ الأمة العربية علمياً ، وإضعاف اللغة العربية" .

"إن من التناقض بمكان أن نسعى إلى تحقيق التنمية من خلال توطين التقنية والعلوم في بلادنا .. وفي نفس الوقت نصر على تدريس العلوم والتقنية باللغة الإنجليزية التي لا يتقنها طلابنا ، متجاهلين أن الاستمرار في ذلك يضعف حصيلة طلابنا العلمية والتقنية ، ويعزل العلم والتقنية عن المجتمع" ..

شواهد التاريخ قديمها وحديثها تشهد بأنه لم تتقدم دولة ما لم تيسر العلم لأبنائها بلغتهم الأم . إن تعريب التعليم العلمي والتقني في المملكة ، مطلب تنموي وحضاري ، لا يحتمل التأجيل ، هدفه استنبات العلم الحقيقي بلغتنا العربية لبناء المواطن الذي سيكون سلاحه في عصر ما بعد البترول الإيمان بالله والعلم والتقنية والتصنيع لخدمة دينه ووطنه ومجتمعه" .

يستطرد المؤلف إلى وضع حلول ومقترحات لحل مشكلة التعريب ، منها إنشاء هيئة وطنية للتعريب والترجمة تقوم بوضع خطة شاملة للتعريب والترجمة ، ومنها إقامة مجمع للغة العربية في المملكة ، كما يقترح عدة وسائل لتمويل المشروع .

أعادت هذه الدراسة إلى ذهني ذكرى أوائل العصر العباسي عندما كانت الكتب المترجمة إلى العربية توزن ، ويعطى مؤلفوها مقدار وزنها ذهباً !

ولو عدنا إلى ما كنا عليه ، لامتلأت خزائن معاهدنا وجامعاتنا بالكتب المؤلفة بالعربية والمترجمة إليها ، وسيضطر المسؤولون إلى أن يضعوا قواعد تنظم وزن الورق ، وإلا تجاوز المؤلفون حدودهم .

153

اللغة العربية والبحث العلمي

صدرت مؤخراً ترجمة لكتاب "سلوك المنشقات (البلهارسيا)" من تأليف الدكتور عبد العزيز الجامع ، مدير مختبر وبنك الدم الإقليمي بالمنطقة الشرقية باللغة الإنجليزية نال به مؤلفه شهادة الدكتوراه في العلوم من جامعة تولين بأمريكا وقام بترجمته إلى اللغة العربية الأستاذ محمد سعيد البريكي ، أحد رجال الصناعة في بلادنا .

يقول المترجم في شرح دوافعه لترجمة الكتاب :

"دفعني إلى الترجمة التأكيد على قدرة اللغة العربية على إيصال البحث العلمي التخصصي إلى القارئ العربي خلافاً للانطباع السائد عند كثير من أبنائها" .

موضوع الكتاب هو دراسة تأثير العوامل البيئية . كالضوء والحرارة والجاذبية ودرجة الملوحة على طفيلي البلهارسيا بأطواره المتعددة . واعتمدت الدراسة على التجارب المعملية والبيئية التي قام بها المؤلف .

يستوقفك في الكتاب أنه زاخر بالمصطلحات العلمية التي وضعت بلغتها الأصلية بين أقواس ، وأردفت بترجمة أمينة صيغت بأسلوب محكم رزين . وضع المترجم في نهاية الكتاب ثبتاً بالمصطلحات العلمية التي وردت فيه والمراجع الأجنبية . هذا الكتاب فيه رد بليغ على من يزعم أن اللغة العربية عاجزة عن التعبير عن العلوم الطبية.. حتى إذا ما سألته : وما بال اللغة العبرية وهي لغة ميتة أحييت منذ سنوات قلائل ، غدت لغة التعليم في أرض فلسطين المحتلة ، تدرس بها العلوم الطبية وغيرها من العلوم ؟

لم يحر جواباً .. !

فإذا أردفت بسؤال آخر : ما بال اللغات الأوروبية في الأمم السويدية والفنلندية والدينماركية والهولندية وأمثالها ، وهي لغات لا يتحدث بها إلا عدد محدود من البشر ، يدرس بها الطب ؟

لا تجد جواباً .. !

أما وأننا أمة عربية تعدادها أكثر من 300 مليون نسمة ، مازلنا نعلم الطب وغيره من العلوم بلغة أجنبية ، فليس ذلك عن قصور في اللغة

العربية ، وإنما هو تعبير عن اتجاه نفسي لدينا ، علينا أن نعيد النظر فيه ، ونضعه على المحك .

هل تعلم لغة أجنبية ضرورة ؟

كتب الأستاذ ماهر صالح جمال في صحيفة المدينة ، كلمة بعنوان "بين تعريب الطب وتعريب العلوم" أشار فيها إلى المحاضرة التي ألقيتها في نادي مكة الأدبي عن تجربتي في تعليم الطب باللغة العربية ، وتساءل : ما الفائدة المرجوة من تعلم طالب الطب لغة أجنبية ؟

وإجابتي على هذا التساؤل هي أنَّ أخشى ما أخشاه أن يأخذنا الحماس لتعليم الطب بلغتنا الأم إلى الحد الذي نهمل فيه تعلم اللغات الأجنبية وإتقانها .

دعونا نعترف بادئ ذي بدء ، أن الأبحاث الجادة والتقدم العلمي والتقني في العلوم الطبية ، مصدره الآن الدول الغربية .. خاصة أمريكا الشمالية ، وأننا لو أهملنا تعلم اللغات الأجنبية خاصة اللغة الإنجليزية فسوف ننفصل عن ركب التقدم العلمي .

من هنا حرصت جميع الأمم التي تعلم الطب بلغاتها مثل السويد والدانمارك وفنلندا وهولندا وغيرها على أن يتقن طالب الطب لغة أجنبية قبل تخرجه في الكلية حتى يستطيع أن يتابع ما يستجد من أبحاث ومن تطور علمي وتقني .

قد يقول قائل : إذ كان الأمر كذلك .. فلم لا نستمر في تعليم الطب باللغة الإنجليزية ؟

والإجابة في منتهى البساطة ، هي أن طالب الطب في بلادنا العربية لغته الإنجليزية غير متقنة . لا تمكنه من القراءة السريعة أو الحديث الجيد أو الكتابة السليمة .

لنقل بعبارة أخرى ، إن أداة طالب الطب (اللغة الإنجليزية) أداة غير جيدة .. وعلينا في الوقت نفسه أن ندرك أن تعلم الطالب للعلوم الطبية بلغة أجنبية ، لا يهيؤه بالضرورة لإجادة اللغة . هذه القاعدة تنطبق على الغالبية العظمى من طلاب الطب في البلاد العربية ولكل قاعدة شواذ ..!

وسؤال آخر قد يفرض نفسه : كيف نطمئن إلى أن طالب الطب سوف يتعلم لغة أجنبية إلى حد الإتقان ؟

الذي أراه أنه سوف يتعلم لغة أجنبية ويتقنها إذا عرف أنه لن ينال شهادة الطب إلا إذا اجتاز امتحاناً عالياً في اللغة الأجنبية ، وحصل على شهادة بذلك : ساعتئذ سوف يسعى إلى أن يعلم نفسه بنفسه ، عن طريق القراءة في الكتب الطبية والقراءة العامة في الكتاب والصحيفة والمجلة . قد يستعين بمعاهد لتعليم اللغات ، كما سوف يعتمد على نفسه في البحث والتحصيل .

وهذا ما نبغيه من طالب الطب .

يومئذ نضرب عصفورين بحجر واحد .

سوف نعلمه الطب بلغته الأم ، ونتيح له فرصة إجادة لغة أجنبية .

عودة إلى تعليم الطب باللغة العربية

أقرأ في هذه الأيام كتاب الأستاذ عزيز ضياء (حياتي مع الحب والجوع والحرب) وفيه يرسم لنا المؤلف المجتمع في مدينة الرسول عليه السلام في الربع الأول من القرن العشرين الميلادي أي في نهاية الحكم العثماني . يصور لنا في ثنايا الكتاب الحوار الذي كان يدور بين الطبقة الوسطى في المجتمع فتجده إما باللغة التركية أو تتخلله مفردات منها .

الرطانة باللغة التركية أو مفرداتها كانت من سمات التطور والرقي في ذلك العصر ، وكأنما هو ابن خلدون يطل علينا برأسه من بين صفحات التاريخ ليذكرنا : بإن المغلوب يعجب بلغة الغالب .

قبل أيام التقيت بطبيبين يتبادلان الحديث في ردهة المستشفى وهما في انتظار المصعد. كان جل حديثهما باللغة الإنجليزية ويدور حول أحد المرضى .. متى دخل المستشفى .. وماذا عمل له من فحوصات .. ومتى سيخرج . ملت على أحدهما.. قدمت له نفسي وسألته لماذا الحديث باللغة الإنجليزية ؟

قال : نحن نتحدث في أمور طبية !

قلت هلا تفضلت فأخبرتني كم في المائة من الحديث الذي دار بينكما كانت كلماته طبية ؟

صمت برهة ثم قال : في يقيني أنها بضع محدودة .

قلت : لماذا إذن الحديث باللغة الإنجليزية ؟

قال : لئلا يعرف المريض فحوى ما نتحدث به .

قلت : ألست معي في أن من الحكمة بمكان أن يعرف المريض طبيعة مرضه ، إلا في الحالات المستعصية ، ليتحمل مسؤولية نفسه .

قال : ولكن أهل المريض يجب ألا يعرفوا .

قلت : والدهشة تملؤني : وماذا عن الأطباء في أمريكا وانجلترا . بأي لغة يتحدثون أمام المرضى وذويهم ؟

ولم يملك محدثي جواباً . الأمر في تقديري ليس عجزاً أو قصوراً في لغتنا وإنما هو الإحساس بتفوق الأجنبي ولغته . أوكما يقول العامة الإفرنجي برنجي .

المصطلحات الطبية في كتب الطب لا تزيد عن 3% من مجموع الكلمات . هذا ما وجدناه في دراسة أجريناها في كلية الطب بجامعة الملك فيصل . كما وجدنا أن سرعة القراءة والقدرة على الاستيعاب تزيد بنسبة 60% إذا قرأ طالب الطب أو الطبيب موضوعاً طبياً باللغة العربية مقارنة باللغة الإنجليزية .

ونحن عندما ندعو إلى تعليم الطب بلغتنا العربية لا نستحدث جديداً . فالعرب أيام عزهم كانوا يتعلمون الطب بلغتهم ، وكان الطب يدرس في بلاد الروم وفارس باللغة العربية .

هل اللغة العربية لغة علم وطب

شاركت مؤخراً في مؤتمرين طبيين عقدا في المملكة ، من المثير للإنتباه أن كثيراً من البحوث الطبية التي ألقيت فيهما كانت باللغة العربية ، خلافاً لما كنا نراه قبل عقدٍ من الزمان عندما كانت اللغة الغالبة في المؤتمرات الطبية التي تعقد في بلادنا هي اللغة الإنجليزية . وهو اتجاه نحمده ونرجو له المزيد .

ما زال البعض يتشكك في قدرة اللغة العربية على التعبير عن العلوم الطبية بحجة أن المصطلحات الطبية باللغة الإنجليزية أو بأصولها اللاتينية تزخر بها كتب الطب ، ونقول لهم إن نسبة المصطلحات الطبية في كتب الطب لا تزيد عن 3% من مجموع الكلمات . فيحتجون بأن البحوث الطبية مصدرها الغرب وأنه لا توجد مراجع طبية كافية باللغة العربية ، ونؤكد لهم أن الموجود حالياً من المراجع الطبية تكفي وتزيد عن حاجة طلاب الطب إلى مرحلة البكالوريوس ، سواءً ما كان منها من إصدارات الجامعات السورية ، أو منظمة الصحة العالمية ، أو مركز تعريب العلوم الطبية بالكويت ، بالإضافة إلى ما ألفه عشرات الأساتذة المهتمون بقضية التعريب في العالم العربي . ولعله من باب إنكار الذات أو التواضع غير المحمود أن يقال أن البلاد العربية ليس لها إسهام في البحوث العلمية . وهاكم بعض الإحصاءات .

يصدر في العالم العربي ما لا يقل عن 60 مجلة طبية مرجعية تنشر فيها بحوث طبية محكمة أي يطالعها ويجيزها قبل النشر أساتذة مرموقون . فإذا ما قدرنا أن كل مجلة منها تصدر في المتوسط خمسة أعداد في السنة، ينشر في كل عدد منها عشرة بحوث طبية يكون مجموع ما ينشر في البلاد العربية نحو 3000 بحث طبي في السنة ، أي 15000 بحث طبي في 5 سنوات . تصوروا لو أن نصف هذه البحوث نشرت باللغة العربية . أي إثراء يمكن أن تضفيه على التعليم الطبي والخدمات الصحية؟

يوجد في البلاد العربية نحو 120 كلية طب ، في كل منها على الأقل50 عضو هيئة تدريس أي أكثر من 6000 عضو هيئة تدريس . لو أن كلاً منهم كُلف بتأليف أو تعريب 50 صفحة فقط في السنة ، وجعل هذا أحد شروط الترقية العلمية ، لاجتمع لدينا 300.000 صفحة في السنة أي ما ينوف عن 1500 كتاب طبي .
صدقوني أن القصور فينا وليس في لغتنا العربية ، وكأني أتمثل ابن خلدون في مقولته "إن النفس أبداً تعتقد الكمال فيمن غلبها وانقادت إليه" .

تطوير
الخدمات الصحة

هل خدماتنا الصحية في حاجة إلى تطوير ؟

أما وأننا في حاجة إلى التطوير الصحي فأمر مفروغ منه ، وحديثي هذا لا يقلل بحال من أهمية المنجزات الصحية التي حققناها في غضون 30 سنة أو نحوها . يكفي أننا ضاعفنا ميزانية الصحة وعدد الأطباء وعدد الأسرة ونسبة التطعيم بين الأطفال أضعافاً مضاعفة . تطورات لا ينكرها إلا حاقد أو موتور . ما أريد أن أقوله هو أننا نستطيع أن نحقق مزيداً من التطوير الصحي بإجراءات بسيطة وعملية.

يقاس الوضع الصحي في أي مجتمع بمعدلات الأمراض والوفيات . إذ لا يكفي في قياس الوضع الصحي أن يذكر عدد الأطباء والأسرة والمستشفيات . فعدد الأطباء قد لا يعني الكثير إذا كان توزيعهم الجغرافي غير متوازن ، أو أن تدريبهم لا يرتبط بحاجة المجتمع ، أو إذا كان الفريق الطبي غير متكامل . وكذلك الأمر بالنسبة لأسرة المستشفيات . قد يكون الفائض منها عن الحاجة عبئاً مالياً يثقل كاهل الخدمات الصحية . أو إذا كان عملها لا يخضع لمعايير علمية .

إحدى الإحصاءات الهامة التي يقاس بها الوضع الصحي في المجتمع معدل وفيات الأطفال الرضع ، أي نسبة الأطفال الذين يتوفون قبل نهاية السنة الأولى من العمر . هذا المعدل في أكثر دول الخليج يزيد عن المعدل نفسه في بلدان شرق آسيا مثل سنغافورة وماليزيا بالرغم من أن الإمكانات المادية ونسبة ما يصرف على صحة الفرد في دول الخليج لا تقل إن لم تزد عن مثيلاتها في دول شرق آسيا .

السر يكمن في مدى الاستفادة من الإمكانات البشرية والمادية ، وفي التنظيم المالي والإداري . باختصار .. لدينا في دول الخليج إمكانات بشرية ومادية في القطاع الصحي ، وجهود أمينة مخلصة تبذل ، ولكننا في حاجة إلى إعادة ترتيب الأولويات، وتطوير النظم المالية والإدارية ، واتباع أسلوب علمي في التخطيط والتنفيذ والتقويم . وإذا جاز لي أن ألخص بعض هذه الإجراءات العملية التي يمكن أن تكفل لنا تطوراً ملموساً في الرعاية الصحية لقلت أنها :

163

تحديد الأهداف ، واللامركزية ، وتدريب القوى البشرية ، ومشـاركة المجتمع .

ما أهدافنا الصحية ؟

أول الإجراءات التي يجب أن تتخذ لتطوير الصحة هو تحديد الأهداف وإعادة ترتيب الأولويات .

جرت العادة في كثير من الدول النامية على وضع الوسائل موضع الأهداف . فيذكر في خطط التنمية مثلاً أن الهدف هو زيادة نسبة الأطباء للسكان، أو زيادة معدل الأسرّة في المستشفيات، أو الوصول إلى معدلات معينة من الممرضات وبقية أفراد الفريق الصحي . في الحقيقة كل هذه وسائل ، قد لا تعني الكثير في تحديد مستوى الرعاية الصحية.

أذكر على سبيل المثال أن المسئولين في دولة نامية حرصوا على الوصول إلى معدل طبيب لكل 500 نسمة لئلا يكونوا أقل شأناً من الدول الصناعية . كانت النتيجة ازدحام كليات الطب مما أدى إلى تدني مستوى التعليم . في نفس الوقت لم يراعَ تدريب أعداد كافية من الممرضات والمساعدين الصحيين فاختل التوازن في تركيبة الفريق الطبي . في حين أن معدل طبيب لكل 1000 نسمة قد يكون أجدى، لو أن تدريب الطبيب كان أفضل ، والكوادر الصحية الأخرى متوفرة، والجهاز المالي والإداري أكثر مرونة .

ترتيب الأولويات بشكل علمي مدروس لا يقل في أهميته عن تحديد الأهداف فإذا كانت الموارد المالية والبشرية محدودة ـ شأن أكثر الدول النامية ـ فالسؤال هو: هل تعطى الأولوية لزيادة عدد المستشفيات والأسرة ، أم لإيجاد التوازن بين المستشفيات وبرامج الطب الوقائي؟

كثير من الدول النامية تركز على بناء المستشفيات بما فيها من وهج إعلامي أكثر من عنايتها بالطب الوقائي بالرغم من أهميته المطلقة . وتركز على المعدات والأجهزة أكثر مما تركز على برامج التدريب والصيانة . ليس المطلوب هو إما هذا أو ذاك ، وإنما المطلوب هو إيجاد التوازن ، وإعادة النظر في ترتيب الأولويات. وهنا نقف أمام تعريفين "الحاجة" و "الطلب" .

"الحاجـة" تعكس مـا يـراه أصـحاب الاختصـاص كضـرورة للتنميـة الصحية ، و"الطلب" مـا يسعى إليه المواطنون بصرف النظر عن حـاجتهم الحقيقة إليـه . قد تكون الحاجـة الملحـة في مجتمـع مـا إلى مشروع لتطعيم الأطفـال ، أو رعايـة الأمهـات الحوامل ، أو التثقيف الصحي . في حين يطلب النـاس بناء مستشفىً فخم ، أو توفير جهـاز أشعة متطور ، أو عقد مؤتمر ضخم يؤمه خبراء دوليون .

كلما ضاقت الفجوة بين الحاجة كما يراها الاختصاصيون ، والطلب كما يعبر عنه النـاس ، دل ذلك على تقدم الوعي الصحي في المجتمع . ترتيب الأولويـات يأخـذ فـي اعتبـاره إيجـاد التـوازن بـين "الحاجـة" و"الطلب" ، كمـا يسعى إلى تهيئة أفراد المجتمع لمعرفة احتياجاتهم الحقيقية والتعبير عنها .

اللامركزية

القضية الثانية التي يجب أن نعني بها ونحن نسعى إلى تطوير الصحة هي التقليل قدر الإمكان من المركزية .

ضربت مثلاً في حديث سابق بفنلندا ، حيث لا يزيد عدد العاملين في وزارة الصحة عن مئة من المخططين والفنيين ، فمهمة الوزارة هي التخطيط ووضع المعايير والمتابعة والتقييم . أما التنفيذ فيقوم به المسؤولون الصحيون على مستوى المناطق ، والذين لديهم حرية التصرف في إدارة الموارد البشرية والمالية . يسألون عما حققوه من منجزات أو وقعوا فيه من قصور ، ويحاسبون إيجاباً أو سلباً وإيجاباً على نتائج أعمالهم . نفس الأسلوب نجده في كثيرٍ من دول أوروبا وبذلك حققوا مستويات عالية في الخدمات الصحية .

في عالمنا العربي شأننا شأن كثير من الدول النامية تقف مركزية القرار عقبة كأداء أمام إنجاز المشاريع الصحية ، وتستنزف كثيراً من الجهد والوقت والمال كان من الأجدى أن يوجه لعلاج المرضى والوقاية من المرض . أحصيت ذات مرة 17 توقيعاً على معاملةٍ واحدة ظلت تتردد بين المركز والأطراف لفترة طويلة من الزمن.

الحديث عن اللامركزية يجرنا إلى الحديث عن أهمية التنسيق بين الجهات المعنية بالصحة . توجد في المملكة أكثر من عشر إدارات مختلفة تقدم الرعاية الصحية . وبقدر ما في هذا من إيجابيات هناك مسئولية كبرى ملقاة على عاتق المسئولين عن هذه الإدارات ، وهي تحقيق أكبر قدر ممكن من التنسيق فيما بينها . اضرب مثلاً لأهمية التنسيق بأجهزة الرنين المغناطيسي - وهي أجهزة مكلفة في شرائها وصيانتها- لدينا منها ضعف ما نحتاج إليه فعلاً . نصفها أو أقل يكفي لو تحقق قدر أكبر من التنسيق بين الجهات المعنية مما يوفر كثيراً من الجهد والمال كان من الأجدى أن يستفاد منه في التدريب والتطوير .

تحديد الأهداف ، وترتيب الأولويات ، واللامركزية ، لا يتأتى إلا بتدريب المخططين والمنفذين والمقومين على السواء .خذ مثلاً توطين الوظائف الذي ننادي به وندعو إليه . نحن محتاجون إلى تدريب ثلاثين ألفاً من الأطباء والفنيين والمساعدين الصحيين خلال العقدين

القادمين لنصل إلى تحقيق 50% من الاكتفاء الذاتي في القوى البشرية الوطنية العاملة في القطاع الصحي ، مما يستدعي تطوير المؤسسات التعليمية الحكومية ، وتشجيع ودعم مؤسسات التدريب الأهلية. لا يكفي زيادة عدد العاملين في القطاع الصحي إذا لم يصاحب ذلك ارتفاع في مستوى تدريبهم وتأهيلهم . ولا يفوتني هنا أن أشيد بالقرار الحكيم الذي أصدرته وزارة الصحة والهيئة السعودية للاختصاصات الصحية بضرروة حصول الأطباء وبقية العاملين الصحيين على التدريب المستمر كشرط لإعادة الترخيص لهم ، كما أن الآمال معقودة على صندوق التنمية البشرية لدفع عجلة التدريب .

مشاركة المجتمع

لعل في القصة التالية ما يوضح أهمية مشاركة المجتمع .

كنت إجري دراسة عن الرعاية الصحية في منطقة ريفية في الباحة . وجدت الطبيب في مركز الرعاية الصحية يقضي كل وقته في المركز الصحي ، وليس له أي جهد يذكر في الخروج إلى المجتمع لمعرفة المشاكل الصحية ، أو التثقيف الصحي ، أو إصحاح البيئة ، أو الاكتشاف المبكر للأمراض .

سألته لماذا ؟ : قال لا وقت عندي إلا للعلاج .

عقدت اجتماعاً مع بعض المسئولين بالمنطقة ، وأدرت معهم حواراً . اتفق الجميع وبدون استثناء على ضرورة أن يقضي الطبيب جزء من وقته في المجتمع خارج جدران المركز الصحي للتوعية والتطوير وتحسين البيئة . بيد أنهم اختلفوا في الوسيلة المثلى لتحقيق ذلك . منهم من اقترح زيادة عدد الأطباء في المركز الصحي ، ومنهم من رأى زيادة الإمكانات المالية ، ومنهم من رأى ضرورة إنشاء أكثر من مركز صحي في القرية الواحدة . وتبدى واضحاً أنها جميعاً حلول غير عملية ، يحول دون تحقيقها عدم توفر المال .

حرصت ألا أطرح عليهم الحل الذي أراه مناسباً على أمل أن يصلوا إليه بأنفسهم من خلال المناقشة . وفعلاً انتهوا إلى الحل بعد استعراض جميع البدائل ، ذلك هو أن يدرب المساعدون الصحيون على فحص وعلاج المرضى بالأمراض البسيطة العارضة والتي تشكل أكثر من 80% من مجموع الأمراض حتى يتسنى للطبيب الخروج إلى المجتمع .

أبدى بعضهم تحفظاً حيال هذا الحل في بداية الأمر متسائلين ماذا لو أخطأ المساعد الصحي ؟ ذكرت لهم أن مجتمعات أخرى طبقت الفكرة نجحت في إعطاء الرعاية الشاملة : العلاجية والوقائية والتطويرية ، كما أن احتمال خطأ المساعد الصحي (إذا أحسن تدريبه) ليس بأكثر من احتمال خطأ الطبيب وهو يواجه بأعداد كبيرة من المرضى . وأصبحوا في نهاية الحوار أكثر اقتناعاً بالفكرة .

ليس الغرض من حديثي الدعوة إلى هذا النمط أو ذاك من الرعاية الصحية وإن كان الأمر جديراً بالاعتبار ، ولكن الغرض هو التأكيد على أن النخبة من أفراد المجتمع قادرون على المشاركة في التخطيط والتنفيذ والتقييم لخدمات الرعاية الصحية ، وبالتالي استقطاب مشاركة بقية أفراد المجتمع ، مما يسهم في خفض تكاليف الرعاية الصحية ، وفي إعطاء أفراد المجتمع الإحساس بالإنتماء والشعور بالمسؤولية لما يقدم لهم من خدمات صحية .

في دراسة أجرتها منظمة الصحة العالمية شملت مجموعة من الدول الصناعية ودول العالم الثالث ، خرجت بنتيجة قوامها أن مشاركة المجتمع في تخطيط وتنفيذ البرامج الصحية قاعدة أساسية لتطوير مستوى الرعاية الصحية .

من المشاريع التي أثمرت وآتت أكلها بنجاح مشروع بدأ في قرى رضائية في منطقة غرب اذربيجان بإيران ، وسرعان ما عمم في مناطق أخرى من إيران .

وجد المسؤولون الصحيون أن الأطباء لا يريدون أن يفارقوا المدن الرئيسية مثل طهران واصفهان وشيرازن للعمل في الريف واستقر الرأي على إيجاد حل للمشكلة يرتكز على تدريب المساعدين الصحيين للعمل في الريف .

بدأ المسؤولون الصحيون بالتعاون مع جامعة طهران في تدريب المساعدين الصحيين على تنفيذ البرامج الصحية بالمشاركة مع أفراد المجتمع . وعلى مدى بضع سنوات دربوا مئات المساعدين الصحيين ذكوراً وأناثاً على الرعاية الصحية الشاملة . وتم تنظيم العمل بحيث يقوم المساعدون الصحيون بالتعاون مع القرويين في إعداد برامج التثقيف الصحي وتطعيم الأطفال ضد الأمراض ، وتوفير مياه الشرب ، وإنشاء المراحيض ، ومكافحة الحشرات ، وغير ذلك من المشاريع الصحية .

وخلال بضعة شهور أنشئت عشرات المشاريع الصحية في القرية والقرى المجاورة بمشاركة الأهالي .

بعد مضي بضع سنوات على تنفيذ المشروع قامت منظمة الصحة العالمية بالتعاون مع جامعة جونز هوبكنز بتقييم النتائج فوجدوا تحسناً كبيراً في صحة السكان ، وانخفاضاً في معدلات الوفيات والأمراض ، مقارنة بالمناطق التي لم تحظ بمشاركة الأهالي في تخطيط وتنفيذ البرامج الصحية .

الرعاية الصحية الأولية (1)

ما الرعاية الصحية الأولية ؟
ما أهدافها ؟ وما استراتيجيتها ، وما أهميتها ؟
ما النشاطات التي تقدمها ، وما دورها في تطوير المستوى الصحي ؟
هل مراكز الرعاية الصحية الأولية في المملكة تؤدي فعلاً الدور المطلوب منها أن تؤديه ؟

لو أنك طرحت هذه الأسئلة وغيرها على عينة مختارة من الجمهور تضم موظفين ومعلمين وتجار لما وجدت إجابة شافية على أكثرها .

فإذا ما عرفنا - حسب معايير منظمة الصحة العالمية - أن أحد أركان الرعاية الصحية الأولية هي مشاركة أفراد المجتمع في التخطيط لها وتنفيذها وتقييمها ، نجد أن هناك فجوة بين تصور الجمهور للرعاية الصحية الأولية وواقعها الفعلي .

وصفت منظمة الصحة العالمية الرعاية الصحية الأولية بأنها حجر الأساس في تطوير الوضع الصحي في أي مجتمع ، وأنها لا تتم على وجهها المطلوب إلا إذا شارك فيها أفراد المجتمع تخطيطاً وتنفيذاً وتقييماً . في كثير من دول أوروبا يقوم على إدارة الرعاية الصحية الأولية نخبة من أفراد المجتمع منهم المعلم ، والموظف ، والتاجر ، والطبيب . بيدهم الحل والربط فيما يتصل بالشؤون المالية والإدارية والفنية .

لا أشك في الجهود التي تبذلها وزارة الصحة والجهات الأخرى ذات العلاقة في توسعة نطاق الرعاية الصحية الأولية وتطويرها ، بيد أننا في حاجة إلى مزيد من الجهد نبذله في تحقيق لا مركزية القرار ، وفي توعية أفراد المجتمع بمسؤليتهم حيال الخدمات الصحية ، وتفعيل مشاركتهم في جميع نشاطاتها العلاجية والوقائية والتطويرية .

الرعاية الصحية الأولية كما جاءت بها التوصيات التي وضعتها منظمة الصحة العالمية عقب المؤتمر الذي عقد قبل ثلاثين سنة في المآتا بكازاخستان تؤكد على أهمية الخروج بالرعاية الصحية بشقيها العلاجي والوقائي من بين جدران المستشفيات إلى المجتمع .. إلى الناس .. إلى البيئة . يقوم بها فريق من الأطباء والممرضين والتقنيين ،

يتعاونون على تثقيف الناس ، والاكتشاف المبكر للأمراض ، و العلاج المبكر لها ، وإصحاح البيئة ، وإعطاء اللقاحات للأطفال ، ورعاية الأمهات الحوامل والأطفال الرضع والشيوخ المسنين .
هذا المفهوم الذي يشمل العمل الجماعي ، ومشاركة المجتمع ، والتكامل بين الوقاية والعلاج ، مفهوم قديم حديث . قديم قدم التاريخ ، لأن الإنسان جُبِلَ بفطرته السليمة على التعاون والعمل من أجل الآخرين . وحديث ، لأنه تجدد إثر الحرب العالمية الثانية ، بعد أن وجد المخططون الصحيون أن المستوى الصحي للمجتمع قمين بأن يرتفع من خلال الرعاية الصحية الأولية إذا أحسن تخطيطها وتنفيذها . فهي لا تعتمد على المباني الفخمة والتقنية العالية والآلات والمعدات .. قدر اعتمادها على مهارة العاملين الصحيين وحسن توجههم ، ومشاركة المجتمع في تخطيط وتنفيذ وتقييم الرعاية الصحية . وبالرغم من هذا فهي لا تجد من الاهتمام والمال إلا أقله .
في السبعينيات من القرن الماضي ، تبنت منظمة الصحة العالمية شعار : "الرعاية الصحية الأولية هي الطريق إلى الصحة" . وتسارعت دول العالم لتبني هذا التوجه وعقدت من أجله المؤتمرات والندوات ، وحبرت الصحف والكتب ، بيد أن التطبيق من أسف لم يأخذ دائماً المسار الصحيح ، وفي كثير من الدول أصبح الأمر جعجعة بدون طحن ..!
المملكة كانت من أوائل الدول التي تبنت مفهوم الرعاية الصحية الأولية ، وخطت فيه خطوات إيجابية . أحد المؤشرات كان انتشار التطعيم بين الأطفال مما حد من مشكلة الأمراض المتنقلة في سن الطفولة . المؤشر الآخر كان نجاح مشروع مكافحة البلهارسيا . ولكن الطريق طويل وموصل في آنٍ واحد .
ونتمنى أن نرى المزيد من خطط وبرامج الرعاية الصحية الأولية .

مراكز صحية بدون جدران

س : قرأت عن فكرة المراكز الصحية بدون جدران . فما المقصود من هذا التعبير؟ وإذا كان المركز الصحي بدون جدران فكيف وأين يستقبل الطبيب مرضاه ؟

ج : هذا التعبير – مراكز صحية بدون جدران – دعت إليه منظمة الصحة العالمية منذ أكثر من ربع قرن ، كما دعت إلى مشاركة المجتمع في تخطيط وتنفيذ وتقويم الرعاية الصحية . ليس المقصود هو أن يقام المركز الصحي في العراء . وإنما المقصود ألا يبقى الطبيب وبقية العاملين الصحيين طوال الوقت داخل جدران المركز الصحي لعلاج المرضى ، وإنما عليهم أن يمضوا قدراً كافياً من وقتهم خارج جدران المركز الصحي ، أي في المجتمع . انطلاقاً من أن كثيراً من الأمراض يمكن الوقاية منها قبل أن تحدث بتقديم برامج التوعية والتغذية وإصحاح البيئة والاكتشاف المبكر للأمراض . كل هذه المناشط يجب أن تؤدي حقها قبل أن يداهم المرض الإنسان ، وهي مناشط لا يمكن أن تؤدى داخل جدران المركز الصحي كما تؤدى خارجه . قد تسألني هل توجد نماذج حية لهذا النمط من الرعاية الصحية الذي يمضي فيه الفريق الصحي جانباً من جهده ووقته في المجتمع ، والإجابة أي نعم هناك عشرات النماذج . ذكرت لك منها نموذجاً من بلد نامٍ "إيران" ، والآخر أسوقه إليك من بلد متقدم اقتصادياً وصناعياً "فنلندا".

النموذج الإيراني بدأ تطبيقه في الريف الإيراني منذ 30 سنة وأثبت نجاحاً في تغيير وجه الصحة . فبعد أن كانت الرعاية الصحية تعتمد على الطبيب ومساعديه يستقبلون المرضى في المركز الصحي , أصبحوا يمضون نصف وقتهم خارج جدران المركز الصحي يعملون كفريق صحي في الاكتشاف المبكر للأمراض ، والتوعية الصحية ، وتخطيط وتنفيذ برامج التغذية ، ورعاية الأمهات والأطفال ، وتصحيح البيئة . وفي أقل من خمس سنوات انخفضت معدلات الأمراض والوفيات المبكرة في المناطق التي طبق فيها هذا النظام .

أما النموذج الآخر فمن فنلندا ، وهي بلد تأتي في المقدمة بين الدول في مجال الرعاية الصحية الشاملة الوقائية والعلاجية والتطويرية .

تنفيذ برامج الرعاية الصحية في فنلندا ليس مسؤولية وزارة الصحة بقدر ما هو مسؤولية أفراد المجتمع . وزارة الصحة في هلسنكي العاصمة يقتصر دورها على إعداد الخطة العامة للرعاية الصحية ، ووضع المعايير ، ومتابعة تنفيذ البرامج الصحية.

"الكوميون" هو وحدة المجتمع في فنلندا . قد يكون قرية ، أو مدينة صغيرة ، أو حي في مدينة كبيرة . يتراوح عدد سكان الكوميون من عشرة آلاف إلى مائة ألف نسمة. في كل كوميون وحدة صحية يعمل فيها فريق صحي مسؤول عن الرعاية الصحية تخطيطاً وتنفيذاً وتنظيماً بالمشاركة مع أفراد مختارين من المجتمع منهم الموظف والمعلم والتاجر والشرطي ورجل الإطفاء . يكونون فيما بينهم ما يشبه المجلس الصحي . هذا المجلس لديه ميزانية للرعاية الصحية يملك التصرف فيها لتحقيق أهدافه ومشاريعه في الحفاظ على الصحة ، والوقاية من الأمراض وعلاج المرضى .

بنظرة محايدة نستطيع أن نتصور مدى سهولة إعطاء القرار وترشيد الإنفاق وتنفيذ البرامج الصحية التي يحتاجها المجتمع في هذا النظام اللامركزي بعيداً عن قيود الروتين والمعاملات الورقية تروح جيئة وذهاباً بين المركز والفروع من النظام المركزي .

أما الحفاظ على مستوى مرتفع للصحة في المجتمع فأمر لا يتم إلا بخروج الفريق الصحي إلى خارج جدران المراكز الصحية والمستشفيات ، أي إلى المجتمع ليتمكن الفريق الصحي من بث الوعي الصحي وإصحاح البيئة والوقاية من المرض .

حول اقتصاديات الصحة

سوف تواجه الرعاية الصحية في المملكة في السنوات القادمة شأنها شأن كثير من دول العالم تحدياً كبيراً يكمن في الزيادة المطردة في تكاليف الرعاية الصحية .

ومن المعروف أن كثيراً من بلدان العالم الثالث يتضاعف فيها عدد السكان في كل 28 سنة فإذا طبقنا هذه القاعدة على المملكة لنا أن نتوقع أن يصل عدد سكان المملكة في عام 1450هـ إلى نحو 30 مليون نسمة . أضف إلى هذا التطور التقني في وسائل التشخيص والعلاج بما يحمله من زيادة في التكاليف ، وزيادة الوعي ، وانتشار التعليم والهجرة إلى المدن ، واحتمال مشاركة المملكة في عضوية منظمة التجارة الدولية بما تحمله هذه المشاركة من انفتاح أسواق المملكة على المزيد من الشركات والمؤسسات الأجنبية وغمر أسواقنا بالمنتجات الطبية .

إذا ما أردنا أن نحافظ على مستوى صحي ملائم لسكان المملكة ، وفي ظل الزيادة المتوقعة في عدد السكان والزيادة المطردة في تكاليف الرعاية الصحية .. فإن علينا أن نتوقع مضاعفة ميزانية وزارة الصحة في عام 1450هـ ، وإذا لم تحقق هذه الزيادة في الميزانية فإن علينا أن نضع أهدافاً وبدائل أخرى ونعيد النظر في استراتيجيات الرعاية الصحية نتخذ إجراءات تحول دون حدوث خلل في المؤسسة الصحية .

من الإجراءات التي أراها ضرورية لترشيد الإنفاق أن تعطي كل مديرية شؤون صحية مزيداً من الصلاحيات المالية والإدارية لتخطيط وتنفيذ برامجها . بحيث لا تحتاج معها إلى الرجوع إلى الوزارة . وفي نفس الوقت تدرس إمكانية تشغيل المستشفيات بواسطة القطاع الخاص على أن تقوم وزارة الصحة بوضع المعايير التي تكفل حسن الأداء وعدم الاستغلال المادي . وتوفير الخدمات الصحية التي لا يقدمها عادة القطاع الخاص مثل الرعاية الصحية الأولية ، والتثقيف

الصحي ، ورعاية المسنين ، وخدمات الإسعاف والطوارئ . كما تقوم الوزارة بتغطية تكاليف الرعاية الصحية لذوي الدخل المحدود .

ولنا في ذلك عبرة بكثير من الدول الصناعية المتقدمة مثل انجلترا والدول الاسكندنافية والتي تقوم فيها الوزارة المركزية بوضع السياسة الصحية ومتابعة وتقييم مستوى الأداء . أما التنفيذ فتقع مسؤوليته على المناطق أو ما يسمى لدينا بمديريات الشؤون الصحية ، بالإضافة إلى القطاع الخاص .

البحوث الطبية

كنت وما زلت أنادي بأهمية البحوث التطبيقية في المجالات الطبية . هذا لا يعني التقليل من أهمية البحوث الأساسية ولكننا في حاجة إلى التوازن بينهما . الفرق بين النوعين من البحوث هو أن البحوث الأساسية تعنى بالإجابة على السؤالين : ماذا ؟ ولماذا ؟ في حين أن البحوث التطبيقية تعنى بالإجابة على السؤال : كيف ؟

البحث الأساسي يتطرق إلى مدى انتشار المرض ومعدلات الإصابة به والأساليب المؤدية إليه والعوامل البيئية والاجتماعية والاقتصادية التي تسهم في انتشاره ، وكلها معلومات مهمة لمعرفة ماهية المرض وأسباب وجوده وانتشاره ولكنها لا تجيب بالضرورة عن كيفية الوقاية منه أو علاجه . هنا يأتي دور البحث التطبيقي الذي يحاول أن يجيب على السؤال .. كيف يتم علاج المرضى أو الوقاية من المرض ؟

لدينا في المملكة نحو ثمانية مجلات طبية متخصصة ينشر فيها أكثر من 300 بحث طبي في العام الواحد ، فإذا أضفنا إلى ذلك ما ينشر من بحوث طبية عن المملكة في المجالات العالمية نجد أنه ينشر أكثر من 500 بحث طبي عن المملكة في العام الواحد، وهذه نقلة علمية لا يستهان بها إذا عرفنا أننا قبل 20 سنة لم يكن ينشر عن القضايا الطبية في بلادنا إلا النزر اليسير . أكثر هذه البحوث أن بحوث أساسية تصف المشكلة الصحية وتحدد مدى انتشارها وأسبابها ، ولا تتطرق إلى وسائل الوقاية والعلاج إلا بقدر محدود .

أمامي الآن دراسة تطبيقية أجراها الزميل الباحث الدكتور خالد عسيري عن مرض الملاريا في الصومال ، وجرب فيها علاج المرضى . مثل هذه الدراسة أراها خطوة إلى الأمام في معالجة المرض والوقاية منه ، وهذا ما نحتاج إليه . ولقد خطت منظمة الصحة العالمية خطوة هامة بإعطاء البحوث التطبيقية الأولوية في التمويل . وبدوري أدعو الهيئات العلمية مثل مدينة الملك عبد العزيز للعلوم والتقنية وغيرها من مراكز البحث الطبي أن تعطي أولوية التمويل للبحوث التطبيقية .

ولو أني استقبلت من أيامي ما استدبرت ، لأعدت النظر في كثير من البحوث الطبية التي أجريتها . والتي أعتز بأكثرها ، ولكن فيها جانب نقص لم انتبه له إلا مؤخراً . أذكره هنا لما قد يجد فيه الباحثون من الشباب بعض العظة والعبرة .

كنت كغيري من الباحثين نركز على البحوث الأساسية التي تعنى بتحديد المشكلة الطبية ومدى انتشارها ومعدل الإصابة بها وأسبابها البيئية والاجتماعية . ونقوم بعد كتابة النتائج وتوثيقها بنشرها في المجلات العلمية . لاشك أن فيما نفعله خير كبير، ولكن القلة من البحوث التي أجريناها ونجريها اليوم يعنى بالجانب التطبيقي الذي يتصدى لطرق العلاج والوقاية .

في عام 1400 هـ شاركت مع بعض الزملاء أساتذة الطب وطلابه في بحث ميداني في قرى الأسياح بالقصيم ، وشملت دراساتنا أمراض التراخوما والطفيليات المعوية ، ورعاية الأمهات الحوامل ، وتطعيم الأطفال ، والطب الشعبي .

نشرنا نتائج بحوثنا في مجلات علمية ، وأخرجناها في كتاب أصدرته المجلة الطبية السعودية . أقف اليوم لأتساءل ما الذي تمخضت عنه هذه الدراسات ؟ وما الخطوات الإيجابية التي اتخذت لتصحيح الأوضاع التي وجدناها ؟

لا أدعي أن دراساتنا تلك لم يكن لها جدوى ، ولكني أؤمن اليوم بعد 20 سنة أننا لو اختصرنا جهودنا التي بذلناها في هذه الدراسات إلى النصف واستفدنا من النصف الآخر في التطبيق العملي للتوصيات والمقترحات التي خرجنا بها لكان ذلك أولى وأجدى .

دعوتي التي أود أن أبثها بين الشباب من الباحثين ، والجهات العلمية التي تقوم بدعم بحوثهم وتمويلهم هي : أن الدراسات التطبيقية بالرغم من صعوبتها وتكلفتها العالية ، إلا أن مردودها العلمي والعملي أكبر .

التأمين الصحي

س : سمعنا عن مبادرة الدولة في إقرار التأمين الصحي التعاوني . فما هو التأمين التعاوني ؟ وهل هو شامل للسعوديين وغير السعوديين ؟ وهل التأمين يغطي كل أنواع العلاج الطبي ؟

ج : الفرق بين نوعي التأمين ، العادي والتعاوني ، هو أن الشركة التي تمارس التأمين العادي تحصل من المشترك على مبلغ محدد من المال . في مقابل أن تدفع عنه تكاليف الخدمات الصحية إذا ما احتاج لها . وتحتفظ بالربح لنفسها . اعتبر علماء الشريعة هذا التعامل ربوياً ولم يقروه ، وأقروا بدلاً منه التأمين التعاوني ، وفيه تحصل شركة التأمين على أجر مقابل ما تقوم به من عمل . أما الأرباح فتعود إلى المشاركين .

التأمين الصحي التعاوني نوع من التكافل الاجتماعي . فالإنسان أولى له أن يدفع مبالغ صغيرة بصورة منتظمة وهو صحيح معافى ، حتى إذا ما ألم به مرض يكلف علاجه أموالاً طائلة ، وجد صندوقاً تعاونياً يتكفل بمصاريف علاجه .

نظام التأمين الصحي التعاوني أقره مجلس الوزراء ليشمل الأخوة الوافدين ، على أن تدرس إمكانية تطبيقه على السعوديين . وليس هناك ما يمنع من أن يستفيد منه المواطن السعودي في أي وقت شاء .

أما شمولية التأمين لأنواع العلاج فهي مسألة نسبية . ذلك أن الرعاية الصحية ذات شقين ، شق أساس يحتاجه كل إنسان ، ويضرب له مثلاً بطب الطوارئ ورعاية الأم الحامل ، والعناية بالطفل الرضيع ، وعلاج الأمراض العامة . أما الشق الآخر فهو اختياري مثل علاج الأسنان ، وتصحيح الإعاقات البصرية ، وإجراء الجراحات الدقيقة .شركات التأمين تقدم للمشتركين عدة بدائل بتكاليف مختلفة . وللراغب في التأمين أن يختار نوع الرعاية الصحية التي يريدها ويدفع تكاليفها .

تعزيز الصحة

تعزيز الصحة (Health promotion) موضوع أصبح يتردد في المؤتمرات الطبية، والمحافل الدولية، وفيما يكتب وينشر عن الخدمات الصحية. ماذا يعني وما هي مدلولاته؟

أبدأ بالتذكير بتعريف الصحة كما قالت به منظمة الصحة العالمية "الصحة ليست مجرد الخلو من الأمراض ولكنها التكامل الجسدي والعقلي والنفسي والاجتماعي".

والذي نستخلصه من الدراسات الطبية أن أسلوب الحياة الذي ننتهجه في مأكلنا ومشربنا وتعاملنا مع البيئة وعلاقاتنا الاجتماعية والإنسانية، هو العامل الأساس وراء تعزيز الصحة أو تطويرها، ومن هنا كان تعزيز الصحة أمر سهل ممتنع. سهل لأنه في متناول يد كل إنسان. وصعب لأن تغيير السلوك البشري من أكثر الأمور تعقيداً، تحول دونه معتقدات وموروثات وعادات وتقاليد وظروف بيئية. واضرب لذلك بضعة أمثلة.

مرض البلهارسيا منتشر في بعض المجتمعات نتيجة لأن الناس فيها أو بعضهم يفرز فضلاته عند تجمعات المياه ومجاري الأنهار.

وفي السنوات الأخيرة انتشرت في مجتمعاتنا أمراض القلب والسكر وارتفاع الضغط والتهاب المرارة وحصواتها واضطراب القولون، وجميعها مشاكل صحية نتجت عن إفراطنا في الغذاء، وقلة الحركة، وزيادة ضغوط الحياة.

أكثرنا يعرف ذلك. ولكن سلوكنا غير الصحي مستمر. مازلنا نأكل أكثر مما نحتاج، ونستعمل السيارة والمصعد أكثر مما يجب، ونهمل الحركة والرياضة، ونستجيب لظروف الحياة والبيئة بمزيد من التوتر والقلق، والسؤال هو .. كيف نتغير؟

في محاضرة ألقيتها عن مضار التدخين. أشعل منسقوا المحاضرة سجائرهم بعدها مباشرة. والذي أريد أن أؤكده هو أن برامج التثقيف الصحي التي تقف عند حدود تغير المعلومة ولا تنتهي إلى تغير السلوك لا تؤدي الدور المطلوب منها.

"تعزيز الصحة" يحاول أن يجد حلاً للمشكلة وهو تعبير جديد لم نكن نألفه أو نتحدث عنه كثيراً قبل فترة من الزمن . فإلى عهد قريب كنا إذا تحدثنا عن الرعاية الصحية نقول إنها تشمل الوقاية والعلاج والتطوير . ولكن معنى التطوير لم يكن واضحاً في أذهان الكثيرين ، حتى عقدت منظمة الصحة العالمية عدة مؤتمرات ، أطلقت بعدها تعبير "تعزيز الصحة" والذي يتلخص في أن أفضل وسيلة لتطوير الوضع الصحي في المجتمع – أي مجتمع – هي أن يشارك أفراد المجتمع في تخطيط البرامج الصحية وتنفيذها وتقييمها ، إذ أن ذلك أدعى إلى أن يتفاعلوا معها ويتبنوها ، كما أنه أدعى إلى ترشيد الإنفاق وتحقيق الأهداف . وأهم من هذا وذاك هو أن يتحمل الناس الجانب الأكبر من مسؤولية الصحة من خلال ممارستهم لسلوك صحي سليم .

مشاركة المجتمع في الرعاية الصحية تعني ضمناً أن يكون الفرد مسؤولاً عن صحته، وأن يهيأ لحمل هذه المسئولية بكافة الوسائل . وليس أصدق من المثل السائر "الإنسان طبيب نفسه" . ولو أننا نظرنا إلى الأمراض مجتمعه لوجدنا أن العامل الأساس وراء حدوثها وانتشارها هو سلوك خاطئ يقوم به الإنسان . سواءً كان ذلك في غذائه أو شرابه أو نومه أو صحوه ، أو في تعامله مع الناس والأحداث . ولو أن الإنسان علم أسباب الأمراض وعمل بما علم لتفادى أكثرها، ولعاش حياة صحيحة مديدة خالية أو تكاد من الأمراض .

الصحة قضية مشتركة لا تقتصر مسؤوليتها على وزارة الصحة وحدها وإنما يشاركها في تحمل المسؤولية عشرات الأجهزة الحكومية والأهلية . وتعزيز الصحة في أي مجتمع يستدعي أن يكون موضوع الصحة على أجندة كل مسؤول في الدولة ذو علاقة مباشرة أو غير مباشرة بالصحة .

الصحة ليست هدفاً اجتماعياً فقط ، وإنما هي أيضاً استثمار اقتصادي ، فالمجتمع الذي يتمتع أفراده بمستوى جيد من الصحة الجسدية والعقلية والنفسية أكثر قدرة على الإنتاج ، وهناك أمثلة كثيرة لمشاريع صناعية أو زراعية فشلت نتيجة وجود وباء في منطقة المشروع ، ولما قُضي

على الوباء نجح المشروع . ولعل استكمال حفر قناة بنما بعد القضاء على مرض الحمى الصفراء مثل حاضر .

الأمثلة التي يمكن أن تضرب لتوضيح العلاقة بين الصحة والنمو الاقتصادي والاجتماعي لا يحدها حصر . فكثير من المشاريع الإنمائية كالإسكان وإنشاء السدود وإزالة الغابات تنعكس نتائجها سلباً أو إيجاباً على صحة الفرد والمجتمع . وكلنا يعرف أن النمو الجسدي والعقلي للإنسان تبدأ ارهاصاته من اللحظات الأولى في تكوينه وهو بعد جنين في رحم أمه ، والأم الصحيحة جسداً وعقلاً قمينة بأن تنجب أطفالاً أصحاء أوفر في تحصيلهم الدراسي وأقدر على بناء المجتمع . وعندما خططت اليابان لمكافحة البلهارسيا قدرت ما يمكن أن يضفيه مشروع المكافحة من زيادة في قدرة الفرد على الإنتاج ، وبالتالي على الناتج القومي . ونجح مشروع المكافحة . في الوقت الذي تعثر فيه مشروع مكافحة البلهارسيا في كثير من الدول النامية لأن القوم تصدوا له من منطلق صحي وإنساني وقامت به وزارات الصحة ولم يشاركها الإهتمام نفسه الجهات المسئولة عن الاقتصاد والتنمية الاجتماعية .

بيت القصيد في حديثي هو أن أي تطوير حقيقي للصحة في أي مجتمع لا يمكن أن تقوم به وزارة الصحة إن لم يكن بينها وبين جميع الأجهزة الأخرى ذات العلاقة بالصحة تنسيق وتناغم وهدف مشترك . والأجهزة الأخرى التي أعنيها تشمل فيما تشمل وزارات المال والاقتصاد والتخطيط والتعليم والبيئة جنباً إلى جنب مع القطاع الأهلي .

ماذا عن المستقبل ؟

يمـر العـالم أجمـع ، بمتغيرات سـريعة ، في جميع جوانب الحيـاة ، وعلى رأسها الرعاية الصحية . ومن المعروف أن الرعاية الصحية تأتي في حجمها وتكاليفها في المرتبة الثانية بعد الأمن القومي . وفي كثير من دول العالم الغربي تحصل الرعاية الصحية على واحدة من أعلى النسب في ميزانية الدولة .

استعرض فيمـا يلـي بعض المتغيرات التـي مـن المقدر أن تشـهدها المملكة العربية السعودية في القرن الحادي والعشرين ..

تتميز المملكة بواحد من أعلى معدلات النمو السكاني في العالم . ومن المقدر أن يتضاعف عدد سكان المملكة في غضون ثلاثة عقود .

سوف تزداد نسبة كبار السن ممن هم فوق الستين نتيجة المتغيرات الاجتماعية والاقتصادية والصحية . والنتيجة المتوقعة لزيـادة الأعمـار إضافة أعبـاء جديدة على ميزانيـة الصحـة .. إذ تبلغ تكلفة الرعايـة الصحية للشيوخ أضعاف تكلفتها بين الشباب .

معدل الزيادة في تكلفة الرعاية الصحية ، يتجاوز معدل الزيادة في الـدخل القومي لأي مجتمـع بمـا فـي ذلـك المملكـة ، وذلـك للتطـور المستمر في التقنية الطبية وزيادة الطلب على الرعاية الصحية .

ولقد زادت في السنوات الأخيرة – على مستوى العالم – معدلات بعض الأمراض مثل الأمراض المزمنة وأمراض الشيخوخة . كما عـادت للظهـور أمراض كانت تحت السيطرة مثل الـدرن والحمى الروماتيزمية ، مما يعني مزيداً من التكلفة المالية في العلاج والوقاية

هناك اتجاه عالمي يركز على استراتيجيات صحية من أهمها :

- تشـجيع القطاع الخـاص مـع تنظيمـه ومراقبتـه وتوجيهـه . كي تتفرغ القطاعات الحكومية لوضع السياسات العليا للصحـة ، وتدريب القوى البشرية ، والوقاية من الأمراض .

- إشراك أفراد المجتمع في صنع القرار وتنفيذه ومتابعته . ممـا يحتم اللامركزية في الإدارة والمـال . منظمة الصحة العالميـة تدعم هذا التوجه في نشراتها وتوصياتها .

- التأكيد على أن هدف الرعاية الصحية هو المحافظة على الصحة والوقاية من الأمراض وليس فقط علاج الأمراض بعد حدوثها . وتأهيل المصابين .
- الاستفادة من تقنية المعلومات بما في ذلك الطب الاتصالي والتعليم عن بعد والإنترنت .

ونظراً للمتغيرات الاجتماعية والاقتصادية والسكانية التي سيشهدها العالم في ما يأتي من سنين ستكون تقنية المعلومات Information technology من أهم الوسائل التي سوف تستخدم لتحسين النوعية وتقليل التكلفة في الخدمات الصحية وقد تأتي في الأهمية مباشرة بعد العنصر البشري .

من ضمن التطورات التي سيشدها القرن الحادي والعشرين تطورات تعتمد على تقنية المعلومات والاتصالات من بينها :

التنسيق داخل المؤسسة الصحية مستشفى كانت أو مركزاً صحياً بين الخدمات الطبية والصيدلانية والتمريض والتأهيل والإدارة . وهي أمور إذا لم ينسق بينها بقدر كاف قد تسبب كثيراً من الصداع ، وتأخذ من وقت الأطباء والفنيين ، وتؤثر سلباً على نوعية الخدمات .التنسيق بين المستشفيات . إذ يستطيع الطبيب أن يطلع على التقرير الطبي لمريضه القادم من أي مستشفى أو مركز صحي عن طريق بطاقة في حجم بطاقة الائتمان مسجل عليها كل المعلومات الشخصية والطبية للمريض بما في ذلك نتائج التصوير الإشعاعي والتحاليل المخبرية التي أجريت له .

يفتح الطب الاتصالي مجالاً خصباً لا حدود له للتواصل بين الأطباء والمستشفيات والمرضى .. حيث يستطيع الطبيب في المستشفى أن يتواصل مع مريضه وهو في بيته، يتابع حالته الصحية .

هذا جزء من كل . وهناك أعداد متزايدة من المستشفيات في الغرب أحلت الملفات الاليكترونية محل الملفات الورقية .

تقنية المعلومات قد يخالطها بعض السلبيات وهي كأي تقنية أخرى سلاح ذو حدين . ولأننا لا نملك أن نقف والعالم يتحرك من حولنا ، فعلينا أن نحسن توظيفها ونضع الضوابط لذلك .

الوبـــاء

الوباء (1)

حديثي هنا عن وباء حمى الوادي المتصدع الذي أصاب جنوب المملكة ، وكُتب عنه الكثير . هدفي هو استخلاص العبرة مما حدث وتفادي حدوثه مستقبلاً .

عدة عوامل تضافرت وأدت إلى انتشار الوباء ، منها دخول المواشي الحاملة للفيروس إلى جنوب المملكة ، وتكاثر البعوض الناقل للمرض نتيجة لهطول الأمطار، والسلوك البشري الذي أدى إلى انتشار المرض .

زاد من حدة المشكلة أن فيروسات المرض تنتقل من البعوضة المصابة إلى بويضاتها ، وأن البويضات تقاوم الجفاف لشهور طويلة إلى أن تهطل الأمطار فتفقس عن بعوض مصاب بالفيروس .

والسلوك البشري له دور في انتشار الوباء ، فالمرض مرض حيوانات ، ولا يصيب الإنسان إلا عرضاً نتيجة لسلوكه . سواء باتصاله المباشر بدماء الحيوانات المصابة أو بتعرضه للدغات البعوض .

والسؤال الذي يتبادر إلى الذهن هو : كيف نتفادى مثل هذا الوباء مستقبلاً ؟

في اعتقادي أن الحل يكمن في ثلاثة أمور أولها التوعية الصحية التي تتعدى حدود إعطاء المعلومة إلى مرحلة تغيير السلوك . ثانيها إصحاح البيئة . وثالثها تعديل النظام ، وأعني بالنظام مركزية القرار في ما يتصل بالصحة والبيئة .

أتطلع إلى اليوم الذي توكل فيه مسؤولية القرار في التخطيط والتنفيذ إلى المناطق لتقوم بها في إطار الخطة العامة التي تضعها الوزارة في الرياض ، وأن تعطى كل منطقة شؤون صحية الصلاحيات المالية والإدارية الكافية التي تهيئها لمقابلة مسؤولياتها . على أن يكافأ المحسن ويحاسب المسيء .

وبدون تفويض قدر وافٍ من المسؤوليات والصلاحيات للمناطق سوف تقف النظم الإدارية والمالية المركزية حائلاً أمام التخطيط المسبق . فالعالم أجمع مقبل على تغيرات صحية وبيئية غير مسبوقة ،

نتيجـة لانفتـاح الحـدود وسهولة التنقل بـين الـدول والتغيـرات المناخيـة المتوقعـة والتـأثير السلبي للمضـادات الحيويـة والمبيـدات الكيميائيـة والتغيرات في السلوك الإنساني .

يجب أن لا ننسى أن النجاح في مكافحة وباء لا يكمن في مواجهته في حينه بقدر ما يكمن في الاستعدادات التي تتخذ قبل حدوثه ، ذلك أن أسـباب الوبـاء ـ أي وبـاء ـ تضـرب جـذورها فـي المجتمـع . والإجراءات الصحية والبيئية والاجتماعية والاقتصادية التي يجب أن تتخذ لتطوير الرعاية الصحية بعامة وللوقاية من الوباء قبل حدوثه بخاصـة لا تتيسـر إلا بإعطـاء أكبـر قدر مـن الصـلاحيات التخطيطيـة والتنفيذية للمناطق .

الوباء (2)

حاورني بعض الإخوان حول موضوع "الوباء" الذي نشرته في ركني الأسبوع الماضي ، قالوا ، أو ليست هناك صلاحيات كافية تخطيطية وتنفيذية معطاة لمناطق الشؤون الصحية ؟ قلت : بلى : هناك صلاحيات معطاة للمناطق ، أما أنها كافية فهذا موضع تساؤل .

بالنسبة لي شخصياً كلمة كافية تعني أن تحدد ميزانية سنوية لكل منطقة شؤون صحية ، وتعطى صلاحيات الصرف منها لمدير الشؤون الصحية في حدود الأطر العامة التي تحددها الوزارة، على أن يكون لمدير الشؤون الصحية حرية المناقلة بين البنود ، وحرية التصرف لتطوير الوضع الصحي ، وحرية الحركة لمواجهة الأوبئة والكوارث قبل أن تقع ، أما القيود المالية والإدارية التي قد توضع على ميزانية قطاعات أخرى - إذا جاز لها أن توضع - فيجب ألا تفرض على الخدمات الصحية . ذلك إذا أردنا للصحة أن تنمو وتزدهر، وإذا أردنا أن نتفادى الأوبئة والكوارث قبل وقوعها .

لا يفوتني أن أشيد بالجهود التي بذلتها وزارات الصحة والزراعة والشؤون البلدية والقروية ، وعلى رأسها وزراؤها الأفاضل ، فقد عملوا فوق طاقاتهم لمواجهة الوباء. ولكن المشكلة مع أي وباء أن الجهود التي تبذل لمواجهته في حينه لا تثمر كما تثمر الجهود التي تبذل قبل وقوعه . جهود يجب أن تبذل مسبقاً قبل أن تفاجئنا المشكلة .

جهود تبذل لإصحاح البيئة ، والتوعية الصحية ، ورفع مستوى الخدمات الصحية . وكل ذلك لا يتأتى إلا بحرية الحركة ، وسرعة البت في القرارات ، ومرونة الصرف من الميزانية .

لعلي أعطي مثلاً يوضح الفرق بين المركزية واللامركزية في القرار الصحي ، استقيه من واقع تجربتي العملية ، مثال يعود إلى سنوات عديدة مضت وأرجو مخلصاً أن لا يكون واقعا نعيشه اليوم .

ذكر معالي الدكتور غازي القصيبي في تعليقه على بعض كتاباتي أنها كانت تقض مضجعه وهو في الوزارة لأني ذكرت فيها من واقع الدراسات الميدانية التي كنا نجريها أن الطبيب في بعض المراكز الصحية لا يعطى للمريض أكثر من ثلاث دقائق من وقته بصرف

النظر عن عدد المرضى الذين يراهم . لم نجد هذه المشكلة في مركز صحي واحد وإنما في مراكز صحية متعددة في أكثر من منطقة شؤون صحية.

لو أن مسؤولية تقديم رعاية صحية متميزة وضعت كاملة على عاتق مدير الشؤون الصحية والعاملين معه ، وأعطي كامل الصلاحية المالية والإدارية للقيام بهذه المسؤولية لكان أجدى . عليه أن يثبت إنجازاته بإحصائيات موثقة عن الوفيات والأمراض والإصابات ، وليس من خلال المعاملات المالية والإدارية التي يرفعها للوزارة . وللوزارة أن تتفرغ لدورها الأساسي الذي وجدت من أجله .. التخطيط والمتابعة والتقييم والتدريب والدعم والمساندة .

الوباء (3)

لا أكاد أمل من إعادة القول بضرورة تفتيت المركزية في القطاع الصحي . وأنا أعرف أني أستغل حدوث وباء حمى الوادي المتصدع لأكرر القول في هذا الموضوع . ولأؤكد أن وسيلتنا الوحيدة لتفادي مثل هذا الوباء مستقبلاً هو إعطاء ميزانية كل منطقة لمديرها يصرفها في إطار الخطة العامة للوزارة .

قد يكون من المناسب أن أشير هنا إلى ما تفعله دولة مثل بريطانيا . بريطانيا مقسمة إلى مناطق صحية . وعلى رأس كل منطقة صحية مدير يختار لكفاءته وقدرته وحسن تدبيره . يعطى صلاحية التصرف في ميزانية المنطقة حسب حاجة المنطقة وظروفها ومتطلباتها الصحية . قد يبني مراكز صحية ، أو ينشئ برنامجاً لرعاية الأمومة والطفولة ، أو يوظف أعداداً من الممرضات ، أو ينشئ برنامجاً تدريبياً للمساعدين الصحيين ، أو يدعم بعض البحوث التطبيقية . الوزارة في لندن ليست معنية بأي من هذه التفاصيل . فأهل مكة أدرى بشعابها كما يقولون . وإنما هي معنية في الدرجة الأولى بالإحصاء الدوري الموثق الذي يصلها من المنطقة والذي يُشير إلى مدى زيادة أو تدني معدلات الأمراض والوفيات والحوادث . للوزارة أن تتابع وتدقق وتتأكد من ارتفاع المستوى الصحي . ولها أن تتدخل إذا كانت هناك مشكلة لا يستطيع مدير المنطقة الصحية أن يواجهها كحدوث وباء أو كارثة أو في حالة طوارئ . هنا تتدخل الوزارة لدعمه ومساندته . نفس النظام يطبق في كثير دول أوروبا وقد كتبت عنه ونشرت قبل اليوم بشيء من التفصيل .

قد يقول قائل .. ولكـن تطبيق اللامركزية وإعطاء مثل هـذه الصلاحيات يحتاج إلى رجال أكفاء . هنا أذكر بما قاله خادم الحرمين الشريفين في كلمته الافتتاحية لمجلس الشورى من أن مشكلة ولاة الأمر كانت في اختيار 60 عضواً فقط من بين مئات من الرجال الأكفاء الذين تذخر بهم بلادنا .

عندما انظر إلى نظام وزارة الصحة ، أقول في نفسي .. لو أن مادة واحدة في النظام تغيرت لتغير وجه الرعاية الصحية في بلادنا إلى

191

الأفضل .. هذه المـادة هـي تخصيص ميز انيـة لكـل مديريـة شـؤون صحية وإعطاء مدير الشؤون الصحية والعاملين معه كامل الصلاحية في صرفها بمـا يتلاءم مع احتياجـات المنطقة ، علـى أن يكـون ذلك بالتنسـيق والتشـاور مـع بقيـة القطاعـات التخطيطيـة والتنفيذيـة في المنطقة ، وفي إطار الخطة العامة للوزارة . على أن يجازي إيجاباً أو سلباً مـا يفعل . وبحيث تتفرغ الـوزارة للتخطيط والمتابعـة والتنظيم والتدريب والمساندة عند الحاجة .

الوباء (4)

تحدثت في الحلقات السابقة عن وباء حمى الوادي المتصدع الذي أصاب جنوب المملكة ، وقلت فيما قلت إن العالم بأجمع مقبل على أوبئة وأمراض طارئة لم تكن موجودة من قبل أو كانت هامدة وقد تنشط نتيجة للمتغيرات المناخية والتنقل السريع بين الدول والقارات ، والمتغيرات الاقتصادية والاجتماعية .

واجبنا هو الوقاية من مثل هذه الأوبئة والكوارث قبل حدوثها ، فهذا أسهل وأكثر فعالية من مكافحتها بعد حدوثها ، ولن يتأتى هذا إلا بإعادة النظر في كثير من النظم الصحية التي تقيد الإجراءات الصحية ، وتحد من سرعة اتخاذ القرار وفعاليته ، وعلى رأسها مركزية التنفيذ .

ضربت مثلاً للامركزية في اتخاذ القرار ببريطانيا . وأسوق هنا مثلاً آخر من فنلندا .

فنلندا كما نعرف جميعاً دولة متقدمة اقتصادياً وصناعياً وصحياً . فيها أدنى نسبة من وفيات الأطفال الرضع في العالم ، وهو مؤشر يؤخذ عادة للدلالة على مدى التقدم الصحي في المجتمع . كيف وصلت فنلندا إلى هذا المستوى الصحي الرفيع ؟

بعوامل عدة ، اجتماعية واقتصادية وبيئية ، ولكن هناك عامل يجب أن يوضع في الاعتبار وهو لامركزية التنفيذ .

وزارة الصحة في العاصمة هلسنكي لا يزيد عدد العاملين فيها عن 100 شخص مهمتهم التخطيط والمتابعة والتنسيق والدعم إذا احتاج الأمر ، أما التنفيذ فهو متروك للمناطق ووحدات المجتمع فالدولة مقسمة إلى مناطق وكل منطقة مقسمة إلى وحدات تسمى كوميون . الكميون قد لا يزيد عدد سكانه عن 10.000 نسمة . وفي كل كميون توجد لجنة صحية مكونه من المسؤول عن الصحة ومعه نخبة مختارة من أفراد المجتمع . هذه اللجنة لديها ميزانية للصحة تستطيع أن تتصرف فيها بما يتلاءم مع حاجة المجتمع ، فإذا أرادو أن ينشئوا مركز صحياً ، أو برنامجاً للتدريب ، أو توظيف بعض الممرضات ،

أو إنشاء برنامج في صحة البيئة ، فعلوا ذلك بالتشاور فيما بينهم
والتنسيق مع الجهات المعنية ، وإذا كان المشروع الذي يتصدون له
أكبر من ميزانيتهم تعاونوا مع الكميونات الأخرى المحيطة بهم لتنفيذه
. لا يستأذنون الوزارة في هلسنكي في شيء . ولا يرفعون لها أوراقاً
أو معاملات .هم مطالبون فقط بالتنسيق ، وأن تكون برامجهم التي
ينفذونها في الإطار العام الذي تضعه الوزارة في هلسنكي ، عليهم في
نهاية كل عام أن يرفعوا إلى الوزارة في هلسنكي إحصاءهم السنوي
الذي يشير إلى معدلات الأمراض والوفيات في الكميون ، والوزارة
بدورها تراجع وتدرس وتقارن لتطمئن إلى أن الأهداف قد تحققت .
وقد يستعين الكميون بالمنطقة أو الوزارة إذا واجه مشكلة طوارئ أو
وباء ، هنا تتدخل الوزارة للدعم .

لا أدعو هنا إلى تبني أي نظام كما هو ، ولكني أدعو إلى أن ندرس
تجارب الآخرين في نظام لامركزية القرار ، كيف طبقوه وما النتائج
التي حصلوا عليها . وفي اعتقادي أن لا مركزية القرار إذا ما طبقت
بشكل كاف في بلادنا ، سوف تسهم في تطوير الصحة في جوانبها
العلاجية ، وفي الوقاية من الأوبئة قبل حدوثها ، وفي مكافحتها
بفعالية أكبر إذا حدثت ..

الوباء (5)

أفضت في الحديث عن أهمية لامركزية القرار في الارتفاع بمستوى الخدمات الصحية والوقاية من الأمراض والأوبئة . ذلك لما يصاحب اللامركزية من سرعة البت في الأمور ، ومن ربط النشاط الصحي باحتياجات المنطقة . بيد أن اللامركزية لا تستطيع أن تقف وحدها بدون أن تساندها ثلاثة إجراءات على الأقل تؤدي في مجموعها إلى التطوير الصحي .

يأتي على رأس هذه الإجراءات التدريب ، ثم التدريب ، ثم التدريب . فالخدمات الصحية خدمات فنية ، لا تكفي فيها الخبرة إذا لم يتفاعل معها ويصاحبها التدريب المستمر الذي يشمل كافة الفئات العاملة ، التدريب الذي يرقى بمعارف الإنسان ، وتوجهاته ، وقدراته . كثير من المؤسسات الصحية العالمية تخصص نحو 5% من ميزانيتها للتدريب ، ومن ثم فإن أية ميزانية مهما كان حجمها توجه للتدريب هي استثمار جيد .

ثاني هذه الإجراءات ضمان جودة الأداء . أو ما يسمى بالجودة النوعية . لا يكفي أن ننشئ إدارة قوية لضمان الجودة على مستوى الوزارة ، فمع أهميتها القصوى إلا أنها لا تغني عن أن يكون ضمان الجودة هاجس كل مستشفى ، ومركز صحي ، مهما صغر أو نأى به المكان . وهو ما أحب أن اسميه "ثقافة الجودة" . هذه أيضاً لا تتأتى بقوة النظام وحده ، وإنما أيضاً بالتدريب .

أما الإجراء الثالث فهو اتباع أسلوب متوازن في تحديد أبواب الميزانية ، تأكيداً لما جاء في خطة التنمية السادسة من أهمية توفير الرعاية الصحية بشقيها الوقائي والعلاجي ، والاهتمام ببرامج الرعاية الصحية الأولية ، مع التركيز على أنشطة الرعاية الصحية للأم والطفل .

آمل أن تتيح مقالاتي عن الوباء الفرصة لحوار موضوعي هادف حول الموضوع .